全国名中医

王檀

肺系疾病临证精粹

王檀 著

全国百佳图书出版单位
中国中医药出版社
· 北 京 ·

图书在版编目（CIP）数据

全国名中医王檀肺系疾病临证精粹/王檀著.—北京：
中国中医药出版社，2023.12
ISBN 978-7-5132-8319-9

Ⅰ.①全… Ⅱ.①王… Ⅲ.①肺病（中医）—中医临床—
经验—中国—现代 Ⅳ.① R256.1

中国国家版本馆 CIP 数据核字（2023）第 142676 号

中国中医药出版社出版

北京经济技术开发区科创十三街 31 号院二区 8 号楼
邮政编码　100176
传真　010-64405721
山东华立印务有限公司印刷
各地新华书店经销

开本 880×1230　1/32　印张 7.25　字数 161 千字
2023 年 12 月第 1 版　2023 年 12 月第 1 次印刷
书号　ISBN 978-7-5132-8319-9

定价　48.00 元
网址　www.cptcm.com

服 务 热 线　010-64405510
购 书 热 线　010-89535836
维 权 打 假　010-64405753

微信服务号　zgzyycbs
微商城网址　https://kdt.im/LIdUGr
官 方 微 博　http://e.weibo.com/cptcm
天猫旗舰店网址　https://zgzyycbs.tmall.com

如有印装质量问题请与本社出版部联系（010-64405510）
版权专有　侵权必究

南　序

　　王檀教授是全国名中医、长江学者、博士生导师、主任医师，是一位中医肺系疾病临床名家，享受国务院政府特殊津贴。其中医功底深厚扎实，临床经验丰富，对肺系常见疾病及疑难疾病见解独到。

　　王檀教授孜孜不倦，勤于实践，临床探索，持之以恒，躬行磨砺。在躬耕于临床的35年中，他救死扶伤，甘于奉献，始终坚守在第一线。在这个过程中他丰富了经验、开阔了思路。他受益于《黄帝内经》，深得其精髓，同时广汲各家之长，在呼吸疾病领域提出了多个前瞻性理念，在诊疗过程中丰富了中医药治疗新方法，研制出多种制剂，填补了临床药物空缺，在自己的专业领域内取得了卓越的成就。

　　新型冠状病毒引起的疫情爆发之时，全民健康受到了巨大威胁。他第一时间搜集资料，总结归纳，判断瘟疫为寒湿疫，并提出长春中医药大学附属医院治疗寒湿疫方案。临危受命，他没有丝毫犹豫，前往抗疫第一线，本着一颗为中医药事业奉献终身的赤诚之心，全心全意为人民健康保驾护航，用实际行动展示着一名中医医务工作者的责任与担当。在一线奋战的日子里，他带领众多医生度过无数个守在危重患者床边的日夜，成功挽救了一个个危重患者。从湖北武汉到吉林舒兰、通化，他不断地去探讨、优化治疗方案，全力救治患者，用日复一日的实践证明着中医治疗寒湿疫的独特优势，用实实在在的疗效展示着中医抗击疫情的力量。

王檀教授于临证重患者，于方药重简约，于医案重思路，于疗效重反思，体现了他高尚的医德、精湛的医术、拯救苍生的仁心。

王檀教授利用诊余时间用心动笔写成《全国名中医王檀肺系疾病临证精粹》一书，我阅读之，受益匪浅。全书内容丰富，分为医论医话、治疗、康复三部分。第一部分介绍了王檀教授本人的中医诊疗思想；第二部分结合真实病例，从疾病的发病过程、表现、原因、分阶段治疗方法等方面，论述了肺系各类疾病的诊疗；第三部分介绍了中医肺病康复理论，包括运动、呼吸、情志等治疗方法。其文笔流畅，医理深刻，特色鲜明，简单易懂。

我相信本书的出版必将为中医师、中医从业人员及广大中医爱好者带来更多的助益！《全国名中医王檀肺系疾病临证精粹》付梓之际，王檀教授邀我为本书作序，幸甚至哉，乐为之序。

国医大师

长春中医药大学终身教授

2023 年 10 月

自 序

1981年，我从一所"农业高中"考入了长春中医学院，开启了自己的中医人生。一路摸爬滚打，经历诸多辛酸不易，一晃眼，四十余载时光已然匆匆而过，回想当初，一切都还历历在目。

我祖籍山东，6岁之时举家迁往东北，途中金银散落，唯余部分繁体字书籍。因我自幼体弱多病，很少与同龄人外出玩耍，在家闲极无聊就常常翻看这些书籍，这些书籍虽与中医无关，但通过对这些书籍的阅读，我有了一定的古文阅读功底，为自己后来阅读中医古籍奠定了一定的基础。

从记事起，哮喘病就伴随着我，印象最深的一次，在我13岁时，母亲突发疾病，那时我背着母亲站在医院里手足无措，疲劳与紧张也诱发了我的哮喘病，但我无暇顾及自身，当时弱小的我已然成了妈妈的支柱。说来也奇怪，此后的某一天我的哮喘病突然好了，那时候才知道原来自由呼吸是这样快乐的感觉。

或许是经历过病痛的折磨，知道疾病痊愈、身体康复是多么地来之不易，长大后的我在面临高考的选择时，冥冥之中似有一股力量，牵引着我最终来到了长春中医学院。

求学路上我也曾面临诸多困境，首先是物质条件艰苦。我上学的时候家里条件不好，为了不增加家里的负担，我从不曾向家里讨要生活费，仅靠学校每个月18块钱的助学金勉强维持温饱，就这样坚持到了毕业。当时住宿条件也不好，宿舍是9人间，只有一个窗户，狭小拥挤，每个人的空间仅为一张床位，我住了4年。其次是精神上的迷茫。刚入学的我懵懵懂懂，不知道什么叫中医，也不知道怎么学中医，和大多数人一样，当时既没有"为中华之崛起而读书"的高觉悟，也没有"天下兴亡，匹夫有责"的大担当，就这样，糊里糊涂地开始了我的学医之路。

入学之初，我觉得时间很多，曾大把挥霍，后来觉得这么过也没意思，就自学了高等数学，学到中药时又感觉中医好像跟植物有关系，就去东北师大植物系蹭课，系统学习了植物学知识。我不知道该怎么学中医，为了不丢人，就逼着自己，利用一切时间学习。直到现在，我还能记得夏日凌晨四点的阳光、路灯下的蚊子、走廊里嗖嗖的穿堂风。为了看最新的医学报道，我总是到机关单位或辅导员办公室查阅报刊。学中医经典的时候，我的考试答案永远都不是标准答案，我怎么理解我就怎么答。老师课堂上只讲了一个观点，我可能有好多观点，我将这些观点综合起来之后直接答到卷子上。老师看到我的答卷，对我也很无奈，当时教授《伤寒论》的老师说，他特别欣赏我的答案，但是没按标准答案来答，所以不能给最高分。老师的肯定对我起到了很大的鼓励作用，当时感觉自己不认真学就对不起老师，就拼命地背。还有一个原因是没有别的出路，我在长春中医学院学中医，毕业除了当医生，还能干什么？我要是不好好学的话，将来医生我也当不明白！

兴趣的开始，是在白城市中医院实习。在那段时间里，我轮转了所有的科室，接触过各种类型的患者，给患者洗过胃，也在那时候学会了腰穿，在医院走廊的一张钢丝床上，我参与了自己的第一台阑尾炎手术。

毕业之后，我并没有成为医生，而是留在了母校的方剂教研室做了一名教师。既然做了老师，我就立志当个好老师，当时也没有多想，只希望能对得起教师这份职业。为了做好教学工作，我将方剂书上的方剂从第一方背到最后一方，背得滚瓜烂熟。因为讲解方剂需要中药知识，我就又学习了一遍中药，对每味中药的科属、用药部位、炮制等进行了解并记忆下来。再后来，我开始背诵《神农本草经》《本草备要》等古籍的内容。在这里，我极幸运地遇到了我人生中的第一位导师——胡永盛老师，他是我的同事，我俩亦师亦友。胡老给我的任务不是背书，而是让我读书，他给我列了一个书单，共47本，要求我读完每一章节后，一定要自己进行总结并写出心得。47本书我用了半年时间全部看完了，读完后胡老还考了我，记得考完后胡老点点头，我以为他很欣赏我的答卷。紧接着胡老又列了第二批书单，共108本，这108本我用了大约一年时间，白天黑夜地学，希望自己不辜负老人家的期望，完成他对我的要求。我以为考的时候还应该和上次一样，老人家点点头就过去了，结果他这次不点头了，接二连三地打击我。胡老说："我如果是当时就打击你的话，你后边的108本还能再读吗？"直到今天回想起来，我仍然十分感激老师的良苦用心。

这个时候我没有给人看过病，缺乏临床经验，所以对中医更多的是一种文字上的理解，一种文学上的阅读。被胡老打击过以后，我没有丧气，而是更加努力，反反复复地读。胡老告诉我这些书应该从哪去理解，我就再把书再读一遍，重新去归纳总结。胡老对于这些书籍非常熟悉，对于书中的某些观点，若有论述不及之处，他就会说，这本书这个观点没有说清楚，可能在哪本书上观点说得更清楚一些，让我再去找到那本书参研，相互补充。那段时间，我打下了扎实的理论基础，直到今天，依然记忆犹新。在那段时间的学习中我也有了自己的经验心得：读书的时候，如果遇到不理解的地方，不要放弃，先绕过去，很多时候这些难题在后面会找到答案。比如读某位医家的著作，一直从前读到后，先了解一位医家整个的思想体系，了解他的学术思想，再一点点去叠加细节，而不是说一段一段片面地理解，这个兴趣也有了，理论架构也就慢慢丰富起来了。还有的时候一本书上的观点可以在另一本书上找到解释，比如我在李东垣这遇到的疑惑，可能在刘完素那里就得到了解释。知识就是个球，这个球越大，遇到的问题越多，眼界也就越高。慢慢地，这个球越来越密实，知识也就越来越扎实。对于自己遇到的问题探究得越深，学得越多，问题就越多，解决问题的欲望也就越强，掌握的知识也更多。

29岁时我经历了一件事，成为了我中医路上的转折点。当时我三哥莫名其妙发高烧，体温超过40℃。有专家说可能是脑炎，请来了吉林大学第一医院的医生来做腰穿，检查后排除了脑炎。当时来了很多专家给我哥会诊，各种检查都做了，还是找不到原因。烧到第13天的时候，哥哥浑身都是出血点，转氨酶4000多，那时候他才30岁出头，抗生素、激素等各种药物都试遍了也控制不住，当时很多人都说我哥可能要不行了。我当时抱着破釜沉舟的心态，要求医生把西药都停掉，开始观察他。我发现他无论多热的热水，可能有七八十度，咕噜咕噜就喝下去，那时候 6 月份，他天天围着被子。查看了他的脉象后，我跟主任说，我亲自去治。我记得很清楚，当时用了麻黄附子细辛汤作底方，合上大剂量的肾气丸，其中细辛用了 10g，附子用了 30g，生麻黄用了 15g。哥哥吃完药后心率特别快，血压也高，随后给予补液支持治疗，第二天全身出血点就都退了。三剂药吃完，哥哥的身体完全恢复了正常。当时看着这个实实在在的疗效，我欣喜于家人的康复之余，同时也颇感忧虑和痛心疾首，为什么抛弃了中医这么好的东西，去追求西医治疗？自那之后我更加坚定了对中医药的信心，也是从那时起，我走上了中医临床的道路。

得益于我之前打下的扎实基础和后来几十年实打实的中医临床经验，我在中医药治疗肺病领域取得了一些成绩，我也逐渐感觉到，现在一些观点认为中医只能起到保健作用或者辅助西医治疗，真是大错特错。所以，只要有机会我就会呼吁大家重视中医医理，中药是在中医理论指导下发挥作用的，治病时别说这个中药有抗炎作用、那个中药能升血小板，这都不是中医，这些是伪中医，如果有一天中医医理没人探究、没人提了，那么中医也就灭亡了。

我们每个人对这个民族、这个国家是有责任的。2019 年末出现新冠疫情的时候，我发动了所有的关系，尽可能全面地搜集有关新型冠状病毒感染患者的资料，包括面色、舌象的照片。对这些资料进行总结归纳后，我认为新型冠状病毒感染患者中，寒湿状态占80% 以上的比例，自拟除湿防疫散作为预防方剂，制定了《长春中医药大学新型冠状病毒肺炎防治方案》。在到达武汉雷神山医院之前，我已经将前期的工作做好，到达雷神山医院后，按照自己总结的方案给患者用上药后，很快就有了疗效，从舒兰、通化到武汉，再到通源、长春，新型冠状病毒感染的防治方案一共改了七版。

回想起来，这一路走来十分不易，支持我走下来的是对中医药始终如一的坚持和自信。我的这些经历如果能给仍在迷途中的广大中医学子带去一些对中医药的信念，那也很值得了。未来的路还很长，还有很多事情要做，希望我们每一位医者都能心怀天下，普济苍生，为天地立心，为生民立命。

王　檀

2023 年 7 月

目　录

第一部分

医论医话

笔者在临证及教学过程中，十分重视对中医医理的探讨，以传统中医理论为基础，以历代名家医论为依托，以现代科学技术手段为辅助（笔者认为CT、彩超是等是中医望诊的延伸），对中医理论进行重新阐释，坚持以理论去统领实践，从实践去验证理论，不断总结，形成了自己的中医理论架构。疾病的本质是对疾病整体病因病机的高度概括，它直接决定了疾病的发生、发展，并影响用药后疾病的走向，因此对疾病本质的探讨尤为重要。中医学讲求辨证论治，"证"是中医学独有的概念，辨证过程中，通过四诊，全面搜集患者的各种信息，并对这些信息进行整合，最终得到"证"，其中包含着对疾病的诊断及病因病机的分析，然后在此基础上选方用药。在此将笔者在临床中反复论证、不断总结疾病病机演变过程中形成的中医理论进行介绍，供读者参考。

一、肺脏生理功能特性探讨

1. 肺气本清

所谓清有两层含义，一是肺脏本身洁净，处于气血水津通畅的状态，另一层是肺具有排除外界刺激及干扰，使自身保持洁净状态的本能。《医贯》中云："盖肺为清虚之府，一物不容，毫毛必咳。又肺为娇脏，畏热畏寒。"笔者认为，随着人类的进化，人已逐渐适应了很多外界因素的刺激，所以在正常情况下，外面的很多刺激因素人都可以承受，不会有太过剧烈的反应。然而肺脏是一个虚空的脏器，且与外界直接相通，肺体娇嫩，相对来说，对干扰的反应要比其他脏腑更加灵敏、强烈。人体自身会有一些保护性的反射，比如在吸入烟雾的时候，烟雾相对于人体来说是一种"浊邪"，烟雾停留在肺内，干扰了肺气，使肺气不清，而咳嗽这种保护性的反射可以使其迅速地排出体外，达到"使肺清"的作用。不仅仅是烟雾、粉尘等外界刺激，人体内过多的痰湿也会贮于肺内，影响气道的通畅，从而对气流的出入形成阻碍，导致肺气不清，此时也要通过咳嗽排出体外，从而达到"使肺清"的目的。

2. 肺为相傅之官，无气无血，无阴无阳

肺为"相傅之官"一说出自《素问·灵兰秘典论》，古今医家多从肺的生理功能及其调节作用理解治节之能，而忽视了作为"相傅之官"本身的深刻内涵以及"君主"的特殊职责。虽然"相傅之官""将军之官""仓廪之官"等诸多官吏名称只是一种比喻，但不能忽视的问题在于，官吏所行使的职能均是君主所赋予的。笔者认为，相傅之官，即宰相、丞相，文弱书生，手无缚鸡之力，拥有着

除了君主外最大的权利，对照人体来看，肺脏本身是一个虚空脏器，肺体娇嫩，却管理其他脏腑，虽为相傅之官，但其所有的权利都是君主所赋予的，君主对任何一脏都能进行管理。但是一般的时候君主不直接司隶，而是通过相傅之官来统领诸脏。即使肝贵为将军之官，也依旧受其制约，这是君主赋予它的权利。肺属金，肝属木，心属火，肝和心之间是一个相生的关系，从制约角度上看，肝由肺来制约，大多数情况下，肺都能对肝形成一个压制，如果肺脏对肝脏的压制不足，肝就会作乱，肝气就要上逆，那么整个气机来看的话就会升多降少。肺脏本身无气无血，无阴无阳，肺脏中的气血阴阳也并非是肺脏所产生的，而是受到其他脏腑的供养，即使是其主气的功能，也需要其他脏腑的帮助，如果没有其他脏腑的配合，亦不能完成主气之功。

3. 肺朝百脉

"肺朝百脉"出自《素问·经脉别论》，原文中"肺朝百脉"是物质运行的一个重要环节，后世医家也多从百脉汇聚于肺进行探讨，并结合"华盖""相傅之官"等理论，强调肺脏在物质运行中的重要作用，但笔者认为"肺朝百脉"应与"心主血脉"互参。肺朝百脉的作用是依靠宗气推动而进行的，虽然真正主血主脉的是心，但肺是利用朝百脉去帮助甚至替代心去掌控血脉的。肺所吸入之清气，需血以载之，经百脉而布于五脏六腑、四肢百骸以养之；五脏六腑、四肢百骸所生之浊气亦由血以载之，经百脉，会聚于肺呼出于外。如果血脉出现了问题，这种转输也会出现问题，导致浊气停留或清气堆积，从而出现气机的停滞，肺气不能及时将其宣通，就会产生壅塞。由于血脉又和心直接相关，一旦心出现问题，血脉失主，也会导致肺气的壅塞而发生喘息。

二、心神理论

中医学理论注重人与天地相参和的整体观念，即在整体的高度上审视问题，突破局部解剖学的限制，系统考虑人体状态，以五脏为一整体、以脏腑为一整体、以人体为一整体、以天地人为一整体。其中心神理论是中医学整体观念的重中之重，因心为五脏六腑之大主，同时也统率周身气血，总司生命活动。

《难经·四十二难》云："心重十二两，中有七孔三毛，盛精汁三合，主藏神。"这是古人在实践中对实体心脏形态的论述。《素问·灵兰秘典论》云："心者，君主之官也，神明出焉。"又《素问·解精微论》云："夫心者，五脏之专精也。"这里指出心统率五脏，主宰神明。《素问·六节藏象论》云："心者，生之本，神之变也，其华在面，其充在血脉。"心为身之主，所以说心是生命的根本，心藏神，神变化以应万物。同时《黄帝内经》中也有"心主身之血脉""心者，君主之官，神明出焉"等论述，已基本完成了对心之功能的认识。神有广义、狭义之分。广义之神是指整个人体生命活动的外在表现，狭义之神单指神志，即人的精神意识思维活动，人体之生命活动总称之为神。精神活动尽管非常复杂，有多种多样的形式，然都没有超出神的范畴。神与形是生命不可缺少的两个方面，从本源上说神生于形，神依附于形，但从作用上说神又是形的主宰，神是人体生命活动最高主宰。张介宾《类经》有"寒甚者必乘心""心藏神""神不足则善忘善悲"等论述。《素问·天元纪大论》云："神，在天为风，在地为木，在天为热，在地为火，在天为湿，在地为土，在天为燥，在地为金，在天为寒，在地为水。故在天为气，在地成形，形气相感，而化生万物矣。"张介宾注曰："神以气言，故在天之无形者为风，则在地之成形者为木，风与木同气，东方之化也。余仿此。"神的实质是气，在宇宙中起决定作用的是气的生化。《灵枢·天年》记载："黄帝曰：何者为神？岐伯曰：血气已和，荣卫已通，五藏已成，神气舍心，魂魄毕具，乃成为人。"心神由气承载，以气的形态存在，说明心神与人体气化密切相关。

1. 心主神，脑为用

神有广义、狭义之分。广义之神是指整个人体生命活动的外在表现，狭义之神单指神志，即人的精神思维活动。人体之生命活动总称为神。

传统中医认为"心主神明""心藏神"，后经过学术的发展和争鸣，明代李时珍受道家思想影响提出"脑为元神之府"，医家金正希指出"人之记性皆在脑中"。王清任明确指出"灵机记性不在心在脑"。在中医界，围绕"心主神明"和"脑主神明"的观点一直争论不休，笔者的观点是心主神明，而脑为心神的中继站。《灵枢·本神》曰："所以任物者谓之心，心有所忆谓之意，意之存谓之志，因志而存变谓之思，因思而远慕谓之虑，因虑而处物谓之智。"即人体所产生的"意、志、思、虑、智"这一系列的思维活动均是在"心"，而脑的思维活动是心神统领精神活动的具体表现。将"神"进一步阐释，在外之五脏、六腑、四肢百骸的功能维系，在内之构成脏器组织、微小气化单元的代谢活动，均称为"神"，即心神无处不在，统御全身。神藏于心中，五脏六腑四肢百骸的所有代谢均由心神所主，脑的思维活动也是心神的一种具体表现形式。

2. 心神与脾主运化

心神主管人体的一切生命活动，人体正常的生命活动必须在心神的掌控下才能完成，其中包括人体内各种物质的运行。

心神发出指令，人身之五脏六腑、四肢百骸听命于心神。胃奉心神指令，将饮食水谷化为气血津液，即"中焦受气取汁，变化而赤"。而心神之用在于君火的支持，君火为明，相火为之辅佐，君火生发顺畅且行令无阻，心中君火如当空烈日，相火源于命门，发生于肾精，后施布于肝胆，以少阳生发之气的形式寄存于肝胆，少阳生发之气上升，到达中焦后，通过肝的疏泄作用，使胃能降浊。下焦肝肾相火如萤烛之光，君火光明，相火不显。此即"君火以明，相火以位"。中焦斡旋，脾才能升清，中焦的水谷精微之气上升，上升过程中又不断与阳气相合，逐渐壮大。在水谷精微形成过程中，虽脾主运化，但精微物质的分配及转化受到心神的调控，脾主运化这种功能总归于因需（虚）而运、因需（虚）而化。心神总督一身气化，局部的变化被心神捕捉后会影响气血津液的生成。中焦的水谷精微之气又与肺吸入清气相合形成宗气，少阳生发之气这时候也到达心肺，助肺行呼吸，推动心血运行，然后到达清窍。阳气上行的时候，气血水津亦会随之上行，到颠顶之后，太阳寒水司令，肺气返而肃降，使上行的气血水津再重新下行，气血水津布散周身，形成循环。

3. 心神与腠理

"腠理"一词源于《黄帝内经》，长期以来，腠理虽有其名，而鲜有医家将腠理作为一种组织形态进行论述，《读医随笔·升降出入论》云："人身肌肉筋骨，各有横直腠理，为气所出入升降之道。升降者，里气与里气相回旋之道也；出入者，里气与外气相交接之道也。里气者，身气也；外气者，空气也。鼻息一呼，而周身八万四千毛孔，皆为之一张；一吸，而周身八万四千毛孔，皆为之一翕。出入如此，升降亦然，无一瞬或停者也。"笔者认为，腠理不仅仅在皮肤上，所有脏器的表面，例如肺、胃、肾脏的表面，乃至呼吸道的表面，食管的表面，肾盂肾囊的表面等也有腠理的存在。甚至从微观角度来看，细胞的表面也存在着腠理。腠理广泛存在于皮肤、脏器、五官的表面或空隙之处，作为一种组织形式存在，为脏腑所主，为气机升降出入的末端，对整个气化起到重要的调节作用，对外还有防御功能。腠理以表皮或黏膜的形式存在，但又不仅仅局限于表皮黏膜。营阴和卫阳游行于腠理之中。腠理之开阖气化功能由心神所主，心神统摄周身不利，则局部腠理开合失常，气机升降无序，气化失常。

4. 心神与命火升腾

命火藏于下焦，为人体根本之火，命火充沛，则身体机能旺盛，内能温煦周身，外能抗邪。命门之火是生命起源的原动力，也是维系生命正常运转的能量源泉。少阳行生发之气，脾土行春生之令，奉承上焦得以养心，心得命火之温养，才能统御周身。同时，当外邪侵袭时，邪气集聚于身体局部，心神感应后，调动命火由下焦升腾，与邪气抗争，以祛邪外出。在内伤杂病中，命火的温煦更为重要，久病心神受损，调动命火不利，内不能温煦脏腑，外不能抗邪外出，因此，在内伤久病的过程中尤要重视心神的作用。

5. 心神与肺异生物

肺癌是发生在支气管黏膜上皮的恶性肿瘤。相关的中医病名有

"肺岩"的称谓，但笔者认为将肺癌称之为肺异生物更加准确，他提出肺异生物的定义为在原本正常肺脏上出现生长失控的新生物，并对肺脏的生理功能产生破坏性的影响，晚期可出现虚劳、内伤发热等，癌症的发生过程称为异生过程。

通过临床观察，笔者发现，肺癌患者早期会出现心神不宁、情绪易激，随后出现肝气偏旺、相火亢盛的表现。例如间歇而无规律的精神恍惚、莫名的悲伤、睡眠紊乱或面色潮红、易被激怒等。随着对疾病的进一步探讨，笔者发现癌症的发生与心神直接相关。在正常情况下，君火司令，主明下安，生命活动有序进行，若心神受损，造成君主不明，肝火司令，在外则五脏六腑、四肢百骸功能活动失常，在内则细胞生长异常。本病的病机关键在于心神受损，肝火司令。即心神受损，人之代谢失于掌控或掌控不达于异生环境（微环境），而神之用在于君火，若君火不明，神失所主，则肝火夺而司君火之令，肝火暴虐、冲逆于肺，阳气（火）主生主长，加之肺局部异生环境紊乱，助长了肺异生物的产生。因而中医药治疗本病的关键在调养心神，同时配合消积化癥，化瘀散结。同时注意对气机的宣畅、津液的固护及痰湿的祛除。

心神在正常运转的情况下，统摄周身脏腑、经脉、百骸，人体气血津液运行正常则无病。《灵枢·本脏》云："志意和则精神专直，魂魄不散，悔怒不起，五脏不受邪矣。"《医学入门》云："有血肉之心，形如未开莲花，居肺下肝上是也。有神明之心……主宰万事万物。"心神能统御周身，周身也能影响心神，局部的改变可由心神察觉，并在心神的调控下恢复常态。但是当局部改变、情绪刺激过于强烈，超出心神的生理调节范围时，则会引起人体内一系列的病理改变，例如气滞血瘀、瘀毒内结、经络阻滞等。

心神受损对于肺癌的发生起到了决定性的作用，影响心神的因素有很多，情绪因素为主要原因，此类患者，情绪多忧思，焦躁易怒，悲忧伤肺，肺虚则主气不能，宣发、肃降不及。思虑过度则伤脾，日久则脾虚，而脾虚日久致中焦脾胃呆滞，一方面精微物质化生不足，肺失所养，金不生水，则肾精生成不足；另一方面湿邪困阻中焦，肝失疏泄，肝火常旺，母病及子，则心火常旺。因肾精不能上济心火，心肝之火更旺，如此恶性循环日久，肾精消耗殆尽，中焦更伤，脾肺更虚。综上则肾精亏耗，肝阴不足，心肝火旺，肺脾气虚。

肺朝百脉，心主血脉，心肝火旺，肺受火灼，日久则百脉受损，内生瘀血。而肝火上冲，携痰湿瘀血上逆于肺，肺之宣降不及，痰瘀结聚日久，则内生肿物。肿物结聚于内，心神捕捉到信息，欲祛邪外出则咳嗽，或手术之后，耗损过度，肾精亏耗更甚。命火不足则诸脏虚冷，三焦气化不利，水液代谢失常，在上焦为肺失肃降，精微不得布散，水液不得向下输送；在中焦为脾阳虚损，运化失司，不能升清，胃失和降，中焦斡旋无力，湿邪内生；在下焦为膀胱气化不利，大肠、小肠之分泌清浊功能皆受其害，致饮留肠间。在此状态下，一方面命火不足，脾之运化、肾之气化失司，使精微物质不得正化，使体内阴液化生不足；另一方面心肝火旺、肠胃湿热皆会伤阴，消耗肾精。肾精亏耗，精微不能正化，水津不得布散，则诸脏失于濡养，加之心肝火旺，大肠湿热蕴结日久，皆使阴伤更重，阴血受损更加明显。血为神的物质基础，神机受损，调摄无度，相火代心行令，相火暴虐，生杀无度，人体正常组织进入异生阶段，最终导致肺异生物的形成。

三、三因制宜

1. 因时制宜

四时生长收藏，其实只有两季，那就是生发季和收藏季，在阳气生发与收藏过程中需要保护阳气，防止阳气不足，还需要保持阳气的通畅。

春季阳气生发，阳气尚弱，阴寒未散，这时需要温阳散寒，助阳气生发。若因肝寒导致不能生发，就需要温肝；若因阳气不足，少阳不畅，郁而化热，就需要疏通少阳；若因为脾虚湿盛，阳气郁于中，滞于下，则形成脾经伏火或肠胃湿热，需清温并用，补足阳气使其运行通畅。

夏季阳气旺盛于外，素体阳虚的人表现为脾肾的阳气不足，再加汗出过度、外部湿热蒸腾，消耗脾阳，表现为脾湿郁滞或者三焦的郁滞。因为三焦和腠理的通利均需要脾胃的强壮，若脾虚则腠理开合失常，导致阳气郁滞于三焦，在表之阳气不能布散，在里之阳气不能外泄，引起肝阳的偏亢，加之肺虚，阳气夹痰饮瘀血冲逆于肺，加重肺部壅滞。

秋季阳气内敛，阴精下沉，若阳气充足，则腠理正常开合，外以拒邪，内以调畅气机，人体不会因为阳气突然内敛而化燥，形成燥证或阳气的郁滞。

冬季阳气闭藏，阳虚患者会因阳气不足形成虚冷证，或因阴精亏损，阳气不能潜藏而形成阳亢证，此时应辨证论治，偏于阳虚则补阳，因阳气内敛耗阴者，又要兼顾阴伤。

2. 因地制宜

东北地区寒冷，阳气收藏太过，有利有弊。好处是阳气得到了充分的收藏，阳气本身的能量比较充足，但是过分收藏又容易耗阴，使阳气的活力不足。因此易导致脾肾阳虚，而肺脏本虚的患者，易同时出现肺络的痹阻，导致肺痹发生。若脾胃虚弱，腠理不固，此时感受火邪，肿生挛起，则发为哮病。因此临床用药要重视温补阳气，结合东北地区气候特点辨证论治。

3. 因人制宜

人生可分为三个阶段：青少年、中年、老年。青少年以生长为主，阳气生发较快，处于阳盛于阴的阶段，此阶段阳气相对充足，易发生阳气不畅相关病变。如过食寒凉，损伤脾胃，阳气郁于脾胃，难以生发，形成脾经伏火，上入心肺，下滞肝肾，则生病变。因此在治疗青少年疾病时应十分重视脾胃的调理。中年人体处于阴阳均盛的阶段，此时患病病情虽重，但经过及时治疗，患者可通过自身调节恢复正常状态，因此，该阶段治疗目的为促使患者恢复正常生活。老年患者处于阴阳皆衰的阶段，此阶段治疗目的为保证患者处于一个低水平的平衡，恢复脏腑之间的平衡协调。因此在治疗中用药不宜过猛，治疗不宜求快，而言求稳，要顾护阳气，尽量避免阳气不必要的损伤。

四、腠理独见

1. 溯源

《素问·疟论》云："故风无常府，卫气之所发，必开其腠理，邪气之所合，则其府也。"《素问·阴阳应象大论》云："清阳发腠理。"可见腠理是阳气的通路。《灵枢·本脏》云："卫气者，所以温分肉，充皮肤，肥腠理，司开阖者也。"可见腠理需要卫气的充养。《灵枢·决气》云："津脱者，腠理开，汗大泄。"腠理还是津的通路。《灵枢·五癃津液别》云："天暑衣厚则腠理开，故汗出……天寒则腠理闭，气涩不行，水下流于膀胱，则为溺与气。"可见腠理可调节气机和津液的出入升降。《素问·生气通天论》云："清静则肉腠闭拒，虽有大风苛毒，弗之能害。"可见腠理能抵御外邪。腠理的功能还和神有关系，只有在神清静的状态下，腠理抵御外邪的功能才能发挥。《素问·皮部论》云："邪客于皮则腠理开，开则邪入客于络脉，络脉满则注于经脉，经脉满则入舍于腑脏也。"可见腠理存在于皮表。《金匮要略》论述腠理："腠者，是三焦通会元真之处，为血气所注；理者，是皮肤脏腑之纹理也。"从《金匮要略》后医家大多论述腠理在疾病中的影响，却少有论述腠理本身的生理功能。王檀老师创造性地重新定义了腠理，并阐述了腠理的生理功能。

2. 见解

腠理定义：腠理存在于皮肤、脏器、五官的表面或空隙之处，为脏腑所主，是气机升降出入的末端，对气化起着重要的调节作用，对外又有防御功能，以表皮或黏膜的形式存在。

腠理靠脾胃滋养，脾胃化生营卫之气，卫气司腠理的开合，营阴充养腠理。心为君主之官，主一身的生理活动，腠理的开合也同样受心的控制。通过腠理在疾病发生过程中的具体作用，可以更深刻地认识腠理。

哮病发病的基础是脾胃不足，肺之腠理不固，火邪干之，腠理为拒邪而闭塞，营阴不能外达而内渗为痰，痰阻气道，热盛则肿，热盛则挛，气道挛急。腠理闭塞，肺的气机难以出入，肺气奔迫于气道，故发为喘鸣。

因为所有脏器、皮肤、五官的表面均为腠理，是气化的末端，是脏腑气机升降出入的末端，所以腠理功能正常与否对脏器的生理功能意义重大。若腠理功能失常，则导致人体难以适应环境的变化而出现疾病。如天热时腠理开多合少，使阳气外泄，疏达体内的郁热，而腠理失常，开合无度则会导致阳气过度外泄成阳虚或者阳气不能及时宣泄成阳郁。天寒时阳气内敛，腠理合多开少，若腠理开合失常，内敛过多的阳气，阳气不能外泄，则导致阳盛伤阴。

腠理在肺异生物的病理演变过程中也十分重要。肺异生物发病的关键是相火偏旺，君火不明。发病的基础为脾胃不足，精微不归正化而导致痰、湿、瘀滞于局部，君火不明，相火代君行令，而成异生物。异生物形成后，因精微物质大量不归正化，脾胃功能受到损伤，肝肾之腠理失养，在肝肾之相火不能敛藏，因此促进了肺异生物的生长，另外因腠理不足，其他脏器抗邪能力下降，脏器在内之气机逆乱，生理功能下降，清浊不能正常交换，浊邪留滞，相火又容易干之，从而导致其他脏器异生物的出现。

五、感冒不只是肺病

感冒是日常生活中最常见的疾病，其诸多症状在教科书中已有详述。然而现实生活中的感冒却与课本上的感冒存在一定的差异，这给中医的初学者带来了很多困扰。教科书中描述的诸多症状是感冒的典型状态，而现实生活中因为人们体质的差异，感冒的症状表现也各不相同，症状较为轻微者可能仅表现为突然出现的疲乏、肌肉的酸楚或咽干等。判断患者是否感冒往往也遵循着"但见一证便是，不必悉俱"这一原则。疾病往往是一种巧合，尤其是外感疾病，从营卫运行规律来讲，恰好在这段时间，人体处于相对虚弱状态，而一股较强的致病因素与人体相遇，就可能导致疾病的发生。自然界的致病因素就人体来说是相对的，冬天温度较低是一种正常的现象，可是相对于体质比较弱的人，就变成了一种致病因素。但是如果自然界致病因素异常强盛（如非其时而有其气）或者超出了人类和特定人群的防御能力，也会发生感冒，前者是主动的，后者是被动的。年轻人患感冒，可能多休息，多喝温水，甚至不用药物治疗，感冒就可以痊愈，但是对于有基础疾病如高血压、糖尿病、冠心病、肾衰、支气管哮喘等人群，如果基础疾病突然加重甚至进入危候，或者疾病突然反复（如糖尿病患者血糖突然升高，难以控制），多是其诱发因素。感冒不仅是呼吸科需要掌握的疾病，而是医院所有医生必须掌握的疾病。即使是外科疾病中的胆囊炎、肠梗阻甚至一部分阑尾炎也可能与感冒相关。感冒是个小小的疾病，可是对于一个中老年人或有基础疾病的人来说，在很多时候，感冒就是一个致病因素。

六、温燥凉燥论

燥为秋季主气，天气肃杀，万物开始收敛收藏，周围环境开始变得干燥。人体作为自然界的一分子，也要与之相呼应，所以正常情况下人体内的阳气也开始内敛。肺气肃杀的过程中，气血水津都要下沉，为了防止下沉太过，人体阳气内敛，要在中下焦进行蒸腾。如果阳气没完全内敛，蒸腾不足，津液不能上行，燥邪就产生了。温燥和凉燥的形成是同一个原因，都是阳气内敛的不足，蒸化的不足。所谓温燥是暑之余气郁滞于内，一旦暑邪消失，就会转化成凉燥。

七、咳嗽的病机关键在于"肺气不清"

咳嗽是呼吸系统疾病中最常见的症状之一，古今医家多认为咳嗽的病机在于肺失宣肃，肺气上逆。笔者在"肺气本清"的基础上提出咳嗽的病机关键在于"肺气不清"。"清"即清静的意思，"不清"是肺气受到束缚，咳是使肺气"清"，所以咳。比如屋内有灰尘，突然被呛到，就会出现咳嗽，咳嗽几声后，灰尘排出，肺气得到宣泄了，肺气"清"，没有了干扰，咳嗽就停止了。然而有些时候，即使咳嗽后其病因也并未解除。但是咳使气机得到了暂时的通畅，人会感觉舒服一些，或者是因为痰淤积在气道内，通过咳嗽排出体外，使气道通畅。因为病因没有去除，后续使肺不清净的因素又来犯肺，所以下次由病因引起的后果还要继续堆积，使肺再度进入一个不清净的状态，引发咳嗽。总而言之，咳嗽是人体的一种保护反应，其目的是使肺脏达到一个清静的状态。因而咳嗽的治疗核心在于"使肺清"，而不是一味地降气止咳，外感应及时祛除邪气，内伤则应纠正脏腑间的平衡，最终达到"使肺清"的目的。

八、哮病主于火

哮病是一种发作性的痰鸣气喘疾患。临床以喉中哮鸣有声，呼吸气促困难，甚则喘息不能平卧为特征。现今主流观点认为本病的病机关键在于痰，而伏痰为本病的宿根。笔者在临床中发现应用"伏痰"理论并不能完全解释临床中出现的各种情况，且在此理论指导下进行治疗，部分患者症状缓解十分缓慢。后经临床不断论证，笔者提出"哮病主于火"这一学术观点，同时明确哮病的病位在腠理。

笔者受《素问·阴阳别论》中"阴争于内，阳扰于外，魄汗未藏，四逆而起，起则熏肺，使人喘鸣"一句启发，认为哮病的主因在"火"，提出"热盛则肿，热盛则挛""热则气逆，热则津结"等观点。火邪于肺虚、腠理不固之时乘于肺，气道（气管）之腠理为火邪熏灼，肿生挛起，气道狭窄，气化不行，津随逆气上行，寻空虚之腠理渗于外，遇热而为痰，滞于气道，气道阻滞更甚，肺气遇热奔迫，复因气道狭窄或痰阻，肺气出入艰难，发则哮鸣。哮病的发病基础在于脾胃不足，尤其是胃的损伤，脾胃的虚弱直接导致卫阳的不足，《灵枢·本藏》曰："卫气者，所以温分肉，充皮肤，肥腠理，司开阖者也。"因而发病时卫气先弱，（气管）腠理不固，邪气干之，干之则气化升降出入皆逆，逆之则气乱也。亦有气机先乱，而腠理之开合无度，卫阳不得充之，邪气亦乘而干之者。外感内伤均可诱发哮病。外感风寒，卫阳内郁，命火升腾，上扰肺之腠理；风热袭表，内蕴干肺，两阳相加，侵袭肺之腠理；花粉、烟尘、异味直犯肺之腠理，阳气聚之，火邪内生，均可诱发哮病。内伤之病机亦与内生火邪相关，其中五脏以虚火多见，六腑以实火多见。笔者以《素问·咳论》"五脏六腑皆令人咳"为基础，拓展了哮病理论，提出"五脏六腑皆令人哮"，认为脏腑阴阳失衡，功能失调，皆可导致哮病的发生。因而治疗原则为发时治标，平时治本。治标：外感重在发散表邪，清泄肺热，化痰平喘；内伤重在泻火清肺，化痰平喘。治本：以健运脾胃，补肾固本为主。

九、关于间质性肺病

1. 从中医角度看间质性肺病的影像学表现

间质性肺病病变区域一般分布在肺底，是寒湿沉积加瘀血内阻所致。如果分布在胸膜下，多考虑是肺气不足，在宣发布达过程中力量不足，无法进行气化交换，无法将寒湿瘀血带出体外，因此在胸膜下形成间质改变。当发生结核时多出现牵拉的纤维化条索影，是因为结核收缩对周围的正常组织形成牵拉，肺容积减小所致。当出现全身免疫系统疾病时，间质肺的改变可出现在上叶的中间地带，这时候从中医角度来讲要考虑风邪致病因素较多。肺CT出现坠积效应反映肺的通调疏布功能失调。对于有些患者肺CT出现间质的改变，短时间内复查肺CT后间质改变消失，这实际上是蜂窝肺的前期改变，是"滞"的问题，这一阶段用镇肝熄风汤将其滞留的津血潜镇后温散出去就可以了。

2. 从"肺痹"论治间质性肺病

间质性肺病是以肺实质、肺间质弥漫性纤维化为基本病理变化的疾病，包含特发性肺间质纤维化和继发性肺间质纤维化。近年来间质性肺病的发病率越来越高，但针对本病西医缺乏有效的治疗方法。笔者对其病机演变过程进行详细论述，并指导临床，提出从"肺痹"论治间质性肺疾病，疗效颇佳。

本病以肺气不足为发病基础，其病理因素主要为痰饮和瘀血，发病机制为痰饮、瘀血胶结，留着于肺络，病位在肺络，可累及其他脏腑。肺肾虚冷，痰瘀痹结为其的本质。本病病因分内外两端。

外邪以风寒湿邪为主，风寒湿邪先犯卫表，卫阳内郁，营阴内渗，肺气先受其困，津化为痰饮，痰饮夹寒湿内困于肺；亦可因五体痹久，百脉壅拘，风寒湿邪夹凝滞之痰饮瘀血，内舍于肺。空气污浊也是本病外因之一，反复吸入粉尘、气体及有机微粒，留着于肺。内邪主要为痰饮瘀血及内生风火。本病以肺气不足为发病基础，肺中虚冷，阳气衰少，内生寒湿，寒则气滞、血涩，湿能停痰聚饮，痰饮瘀血留滞于肺而成肺痹。内生风火或因肝阳偏亢或精亏阳亢，致风火内盛，风火上逆则肺不肃降，津血水滞留于肺而成肺痹。或内火偏盛，火热盛则生湿生痰，热则血枯，痰湿死血阻于肺之经隧，则成肺痹。其基本病理变化为痰饮瘀血留着于肺，阻塞肺络，肺气闭塞，肺之体用俱损，气失所主，致使呼吸失司，治节不行，通调不利。肺痹的病理性质在不同的阶段或诱因下有寒热、虚实之不同，但最终大多数归结为肺肾虚冷，痰饮瘀血滞留，肺络瘀阻。治疗以除痹通络，宣畅气机为基本原则，早期重在祛邪，后期重在扶正。

十、从寒湿疫论治新型冠状病毒感染引起的肺炎

己亥年末，新型冠状病毒感染引起的肺炎开始在湖北省武汉市出现。疫情之初，笔者依据当年气候特点及人群普遍状态，首次以"寒湿疫"命名此次瘟疫，并制定了《长春中医药大学附属医院新型冠状病毒肺炎防治方案》，自 2020 年 2 月以来，笔者通过总结"驰援武汉"雷神山 C8 病区"吉林 – 舒兰"中医药全程干预模式的综合治疗经验，多次改进方案，使中医药在防治新型冠状病毒感染引起的肺炎中发挥了巨大的作用。疫毒的种类繁多，其存在的时间远超过我们人类，人类没有办法消灭它，也就是说它过去、现在和将

来一直也必定和我们人类共存。但它并不是总能感染人类并造成大范围的流行，其危害的形成是有条件的，这个条件就是人类自身，即由特定的年份、特定的季节、特定的环境等因素所决定的人体的"状态"。这种"状态"具有广泛性和普遍性，恰恰符合疫毒的侵袭、留存、滋生的条件。在疫毒来临之际，具备这种"状态"的人群就会被感染且传播给"状态"相近的人。这种"状态"的广泛性和普遍性，使这次的疫情具有了大范围流行的可能。大部分人群的寒湿"状态"为疫毒的侵袭、留存、滋生、传播提供了条件。外有寒湿疫毒，内有寒湿之体，兼有气化顿滞之态，是本病发生的重要原因，肺因湿困而委顿不振，卫阳无力拒邪外出；脾因湿困而运化不及，致寒湿内停，阻塞气机。本病早期以"邪郁肌腠，寒热错杂"为主；犯肺期患者呈现寒、湿、瘀、虚、痹的病理改变；少部分尤其是重症患者会出现"痛"变。用药应依据疾病发展分期用药，由表及里，祛邪时顾护人体阳气，以复周身气化功能，并根据波及脏腑情况而随证加减。治疗目的在于消除症状、截断病情、尽快转阴。以救治肺气为基本治法，改善体内肺脾气虚、寒湿内盛的气化顿滞状态。而早期、正确、及时地祛寒化湿、行气化浊是治疗本病的一个关键环节。

十一、从肝肺相干、肝肺相关论治肺胀

肺胀是多种慢性肺系疾患反复发作、迁延不愈，导致痰瘀阻结，气道不畅，肺气壅滞，肺叶胀满，不能敛降的一种病证。肺胀既是一种独立疾病，也是多种慢性疾病迁延不愈的结果。本病以肺气虚损为发病基础，病机核心在于肺气壅滞，即浊气留于肺。病因

总归于外感和内伤两个方面，外感以六淫邪气为主，内伤则主要体现在由于肺气虚损，肺气壅滞导致的脏腑功能失衡，尤其体现在肝肺之间。肝气从左升发，肺气从右肃降。肝气以升发为宜，肺气以肃降为顺。二者共同调节人体气机。肝为将军之官，风木之脏，主升、主动，喜条达而恶抑郁，肝中内寄相火，其性刚猛，易被触动。肝需要在肝之阴血及其他脏腑的制约下，才能发挥其正常生理功能。在生理情况下，肝气上升，带动少阳生发之气向上以助肺呼吸，而作为相傅之官的肺则在一定程度上对肝形成制约，使其不至过亢。而肺胀以肺气虚损为主，肺气壅滞，肃降不及，无力制约肝脏，肝气上升太过，气机升多降少。肝气上升的同时会将下焦的气血水津带至上焦，而肺气壅塞不得及时肃降，气血水津在肺中反复堆积，又加重了肺气的壅滞。这种情况在临床中十分常见，因而可从肝肺相干、肝肺相关论治肺胀。肺胀日久，肺之体用俱损，主气功能下降，呼吸失司，形成"肺劳"，劳即劳损、劳伤，肺劳日久，病变可累及心、脾、肝、肾等脏。治疗肺胀应采取分期辨证治疗的方式，将本病分为邪盛胀重期及邪微胀缓期。邪盛胀重期以祛邪为主；邪微胀缓期应注意扶正、调和脏腑，兼祛邪气。治疗应先外后内或内外兼治，注意对饮邪的治疗，在调和脏腑时尤其需注重对肝肺的调整，补肺的同时应培土生金，促进肺功能恢复。

十二、阳衰状态

1. 概念

阳衰即为由肾中命火不足或他脏功能异常，通过脏腑间生、克、乘、侮的关系而累及于肾，消耗肾精，最终形成脏腑虚冷，百脉凝滞，痰湿瘀血内停的状态。

2. 病因及形成过程

对于阳衰状态的成因不外乎外感和内伤两个方面，外感即为外邪伤于表而内归于肺，内伤大体可分为饮食不节、劳倦，房劳，五志过极三个方面。饮食不节、劳倦过度则伤脾，房劳则伤肾，五志过极则会损伤相应脏器。由上可见，病理因素的不同，所伤害的脏器也有所不同，而由五脏功能的病理改变最终累及他脏的过程如下。

（1）在肺

肺脏受病则虚，会引起以下几种病理改变：第一，母病及子，金水不能相生，会直接导致肾精、命火生成不足；第二，子盗母气，会伤脾，使脾失去运化；第三，肺金不能制约肝木，则肝火常旺；第四，肺金被心火所侮，则心火偏旺。

（2）在肝

肝脏受病多为肝阳偏亢，或肝郁化火。引起的病理改变如下：第一，耗伤肾精，致相火不足；第二，木火刑金，则会伤肺；第三，肝火向上冲逆或郁滞皆会失于对脾土的疏导，导致脾土板结，失于运化；第四，木火过旺，母病及子，则心火亦旺。

（3）在心

心脏受病多为心火偏旺。引起的病理改变如下：第一，心火不能下温肾水，使肾水更寒；第二，肾水上行，水来救火，则肾精更耗，终致肾精耗损，命火不足；第三，心火炎上，灼烧肺金，亦会引动肝风，使肝阳上亢。

（4）在脾

脾脏受病则脾虚。引起的病理改变如下：第一，土不生金，母病及子，则肺脏亦虚；第二，脾土板结，则肝木不得疏泄，肝火易于上亢；第三，土不制水，则肾水易于上逆而耗精。

（5）在肾

肾脏受病则为肾精不足。肾精不足，则肾中阴阳皆虚。对于肾阴不足而言，一方面水不涵木则肝火易于亢盛；另一方面肾水不能上济心火，则心火常旺。对于命火不足而言，一方面会使诸脏失于温养而皆寒；另一方面会使虚火上炎。

以上即为五脏功能异常后，直接或间接地导致肾精、命火不足，肺脾虚冷，心肝之火常旺的过程。而在此状态下又会引起百脉凝滞，痰饮、湿邪、瘀血内生。具体病理过程分述如下。

首先为痰、饮、湿邪内生的问题，因水液代谢以肺、脾、肾三脏为主，此三脏任何一脏功能异常皆会引起痰、饮、湿邪的内生。具病理成过程分为以下几个方面：第一，饮食水谷入胃后，需要经过胃的腐熟作用后方可化为精微物质及浊邪、糟粕，然后通过脾升的作用将精微物质上输于肺，参与宗气的生成，通过胃降的作用将糟粕、浊邪向下传导至大肠。若脾虚，运化失司，会导致中焦斡旋无力，精微不归正化，一方面会使精微物质生成减少，进而使宗气生成不足；另一方面会使糟粕、浊邪生成增多，向下传导无力，以湿邪的形式困阻中焦，甚至随胃气上逆而使浊邪上犯于肺。第二，肺为水之上源，具有主气、司呼吸，主宣发、肃降、通调水道，主治节，朝百脉的功能。若肺虚，一方面因治节无权，对诸脏的治理、调节作用减弱，使其他脏腑气机逆乱，通过百脉向肺脏输送的浊邪增多、精微物质减少；另一方面宣肃不及，则会使精微不得布散，终致水津内停于肺，阻碍气机，日久则会成痰成饮；另外，肺内浊邪不得从上散出或向下通调而使浊邪留滞于肺，终成痰饮。第三，从肺、胃向下输送至小肠、大肠的糟粕、水饮首先需要经过肾脏的气化作用，分清泌浊，使水饮从肠道渗出，进入膀胱，通过肾脏对膀胱的气化作用排出体外，然后糟粕留于大肠，再经肾脏的气化作用排出体外。若肾精、命火不足，气化失司则会清浊不分，使水饮留肠间、膀胱。再有，肺、脾、肾三脏分居于上、中、下三焦，三焦又为水液、气机升降出入的通道，其功能的正常，有赖于命火的温煦，若命火不足，则三焦气化失司，气机升降逆乱，终致痰湿、水饮内停。以上即为肺、脾、肾三脏虚冷，导致痰湿、水饮内停的过程。

3. 阳衰状态导致热毒内生的病理过程

由阳衰状态导致热毒内生的病理过程可从五脏、六腑两个方面来理解，具体如下：

（1）五脏热毒的内生

第一，脾虚运化失司，则会内生湿邪，日久则会形成湿邪困阻中焦的状态，与此同时，因脾土板结，肝木不得疏泄，则少阳生发不利，使火邪走三焦过多，复因脾为阴土，最终会伏于脾土之上，形成脾经伏火之证。第二，因肺为娇脏，受百脉朝会，为脏腑浊邪向上宣泄、向下排出的重要器官，肺虚，则会使痰饮、湿邪、瘀血内生留滞，进而阻碍经络气血的运行，使阳气堆积，日久则化火成毒，形成热毒蕴肺之证，所谓"痈疽源自火中生，经络阻隔气血凝"即是此理。另外，在阳衰的状态下，心肝之火常会相对旺盛，加之脾经伏火的熏灼，煎津成痰，会加速热毒蕴肺证的形成或使原有的病情加重。

（2）六腑热毒的内生

第一，脾虚，脾不升清，胃不降浊则中焦斡旋无力，湿邪困阻中焦则土壅木郁，胆失疏泄，形成胆胃失和，湿热中阻之证；另外，因肺与大肠相表里，大肠传导功能又受胃主通降功能的影响，故当肺、胃功能受损时，大肠传导功能亦受其害，复因肠胃属阳明，多气多血，加之下焦命火熏灼，日久则会形成阳明郁火之证，在阳明郁火症的基础上，若中焦湿邪下渗或肺失通降，致水饮留于肠间，与热相合，日久则会形成肠胃湿热之证。第二，因三焦为水液、气机运行的通道，肺、胆、胃，大肠分居上、中、下焦，在阳衰的状态下，脏腑气化失司，三焦气机升降逆乱会使阳气积于三焦，化火成毒，形成三焦火毒之证，此时若有三焦水液留滞，阻碍气机升降出入，则会形成三焦湿热之证。

以上即为在阳衰的状态下，从脏腑相关理论出发，论述火毒内生的病理过程。

4. 阳衰与肺痹、肺胀、哮病、肺癌、中风、心痹的关系

（1）肺痹

其实阳衰发生的整个病理过程即可视为肺痹的形成过程，只不过肺痹为在阳衰的状态下，和其他脏器相比，肺中虚冷更加凸显，导致水津、痰湿、瘀血滞留于肺，肺失宣肃，致邪气留着不去，日久则会浸渍、损伤肺络，形成痰湿瘀血胶结，痹阻于肺络的状态。其形成因素也与阳衰状态下出现痰湿瘀血滞留的因素大致相同，只不过肺痹是以肺为中心，最终导致痰湿瘀血滞留于肺，肺络痹阻更甚而已。具体分为以下几个方面。第一，外因方面，感受风寒湿邪之时，有形邪气会内归于肺，卫阳内郁，营阴内渗，滞留于肺，再加粉尘颗粒及有毒气体的误吸，导致肺虚宣泄不及，久则形成肺痹。此外，五体痹内归于肺亦为肺痹形成的外因之一。第二，内因方面，首当其冲的就是内生风火的问题，因中下二焦的痰湿瘀血会受肝风的带动而上逆于肺，肺虚宣泄不及则会使邪气留着，日久则成肺痹，正所谓"地气但能上为云，天气不能下为雨"即是如此。其次，就是"内火"的问题，五志过极皆可化火，同时心又为火脏，热则血枯损伤肺络，生痰生湿，终致寒湿死血阻于肺络，久则成痹。

（2）肺胀

就肺胀的发生发展过程而言，其与肺痹极为相似，发病的基础皆为肺气的不足；病理因素皆为痰湿瘀血；病位都在肺而累及其他四脏六腑；病理性质皆为肺肾的虚冷、痰湿瘀血的滞留；最终都会形成肺痿和虚劳；其加重和复发因素也与肺痹大致相同。肺胀和肺痹的根本区别就在于发病机制的不同，肺痹为痰饮瘀血的胶结，留着于肺络，而肺胀仅为痰饮瘀血留着于肺，痹塞肺气，导致邪气留着于肺。故在治疗上肺痹要难治得多。比如即便致肺胀后期，肺叶萎废不用，主气不能，治节无权，致心脏负荷过大，形成心肺血瘀，心肾阳衰，痰瘀阻肺的状态时，应用普通的清肺化饮逐瘀兼前后分消之法时，病情会很快缓解，而对肺痹的治疗则需要在肺胀常规治则的基础上配合通络散结的药才会有效，并且身体的恢复也比较缓慢。

肺胀的患者常有焦虑、失眠。其社会活动受到限制，加之心肝之火常旺为其焦虑状态的成因。百脉凝滞，心肝火旺，导致阳气不能入于阴则会失眠。

（3）哮病

哮病的基础为脾胃不足，主因在"火"，其发病机制为火邪于肺虚、腠理不固之时乘之于肺，气道（气管）之腠理为火邪熏灼，肿生挛起，气道狭窄。气化不行，津随逆气上行，循空虚之腠理渗于外，遇热而为痰，滞于气道，气道阻滞更甚。肺气遇热奔迫，或加痰阻，肺气出入困难，发则哮鸣。由此可见，脾胃损伤，致卫阳不足，终致肺虚，或肺脏本虚，皆可致腠理不固，此时若遇火灼，气道肿胀挛急则发喘鸣。而在阳衰的状态下，机体具备哮病发作的所有条件。也可以说在阳衰的状态下，机体受外邪或内邪的干扰后，营卫失和，腠理不固，终致脏腑火毒内生，熏灼于肺，则发喘鸣。另外，在阳衰的状态下，脏腑虚冷，百脉凝滞，阳气衰于内，阴气盛于外，命火上升过程中因为寒阻而不得布散，冲逆于肺，使肺管挛急，津液外渗，则发喘鸣，所谓"阴争于内，阳扰于外，魄汗未藏，四逆而起，起则熏肤，使人喘鸣"即是此理。

（4）肺癌

肺癌多发于老年人，就其发生的病理过程而言，与肺痹有异曲同工之妙。其病位与肺痹相同，皆在于肺，基础皆为肺中虚冷；病理因素皆为痰湿瘀血；病位都在肺而累及其他四脏六腑；最终都会形成肺痿和虚劳。其根本的不同在于病理性质的不同，肺痹的病理性质为肺肾的虚冷，痰湿瘀血的滞留；而肺癌为肝肾的不足，痰湿瘀血的滞留。病理性质不同，导致了其加重因素的不同，肺痹多体现在肺肾阳衰更甚，而痰湿瘀血痹阻更甚，肺癌多体现在肝肾阴伤更重，向肺输送痰湿瘀血过多。其实虚冷状态的形成过程为很多疾病的发作的基础，只不过因先天或后天因素的不同，导致脏腑强弱不同，邪气会寻找相对薄弱的地方进行突破 / 留着，因而引发不同的疾病。对于肺癌的发生，情绪因素为最主要原因，此类患者情绪多忧思，焦躁易怒，悲忧伤肺，肺虚则主气不能，宣发、肃降不及。思虑过度则伤脾，日久则脾虚，中焦脾胃呆滞，一方面精微物质化生不足，肺失所养，金不生水，则肾精生成不足；另一方面湿邪困阻中焦，肝失疏泄，则肝火常旺，母病及子，则心火常旺。因心为火脏，主神，所有神志变化皆应于心，五志过极皆会使心火变旺，心血暗耗。思虑过度，夜不能眠，卫阳不得内敛，血不归肝，肝血亏虚，则肝火亦旺。因精血同源，耗血即是伤精，心肝火旺亦消耗肾精，而水不涵木、肾精不能上济心火则又会使心肝之火更旺，如此恶性循环日久，则肾精消耗殆尽，中焦更伤，使脾肺更虚。综上则会形成肾精亏耗，肝阴不足，心肝火旺，肺脾气虚之证。而肺朝百脉，心主血脉，心肝火旺，肺受火灼，日久则百脉受损，内生瘀血，而肝火上冲，携痰湿瘀血上逆于肺，肺之宣泄不及，痰瘀结聚日久则内生肿物。肿物结聚于内，肺欲祛邪外出则咳嗽，手术之后，耗损过度，肾精亏耗更甚，命火不足则诸脏虚冷，三焦气化不利，水液代谢失常，在上焦为肺失肃降，精微不得布散，水液不得向下输送；在中焦为脾阳虚损，运化失司，不能升清，胃失和降，中焦斡旋无力，湿邪内生；在下焦为膀胱气化不利，大肠、小肠之分泌清浊功能皆受其害，致饮留肠间。进入冬季，一方面阳气内敛，肾精不足，阴不配阳，龙火不归大海，虚阳气浮越；另一方面雾霾严重，肺受其害，对中焦消耗更甚，湿邪生成更多。同时肠胃又属阳明，多气多血，日久则形成湿热，而湿热上蒸，肝火常旺，痰、血、水、津皆受其带动而留滞于肺，而肺之宣肃功能失常，致饮邪内停，日久则成悬饮。在此状态下，一方面命火不足，脾之运化、肾之气化失司，皆会使精微物质不得正化，使体内阴液化生不足；另一方面心肝火旺、肠胃湿热皆会伤阴，消耗肾精。相反，肾精亏耗，精微不能正化，水津不得布散，则诸脏失于濡养，加之心肝火旺，大肠湿热蕴结日久，皆使阴伤更重，肝阴不足更加明显。患者之胸闷、气短、活动后喘促为肺虚，主气不能，心主营运过劳所致，咳嗽为肺欲祛邪外出的表现，口干、鼻干、口苦、眼干涩、心慌为阴血耗伤，脏腑火旺所致，盗汗则为阴伤火旺，夜间卫阳内行，阴不配阳，蒸津外泄所致，胃胀、恶心为胃失和降，胃气上逆所致，腰膝酸软、手足凉冷、小便排出无力、自汗为肾精、命火不足，阳气亏虚所致，而饮邪内停，阻碍气机，亦可使手足凉冷，左胁肋胀痛为肝阴不足，失于疏泄，气机不能上升所致。

（5）中风、心痹

如上所诉，其实中风和心痹的发生与肺痹是平行的，其差别仅在于邪气的突破位置不同，终致痰湿瘀血留着的位置不同。就中风的发生而言，分为中经络和中脏腑两个部分。中经络的表现为单侧或双侧肢体的麻木或痿废不用，而对于肢体的活动，首先需要阳气的到达，神以载之。故所有能阻断阳气正常运行到达的因素或迷惑神志的因素皆会导致肢体的痿废不用。对于中经络来说，其发病的根本原因在于阳衰状态基础上因暴怒或精神紧张或水不涵木等诸多因素导致肝阳上亢，痰湿瘀血随逆气而上行，若留滞于清窍，阻碍阳气的运行，不能到达四末则肢体痿废不用；若与此同时痰湿瘀血侵犯于心窍，迷惑心神，神伤则阳气运行错乱无章，不能应对于外则神志不清，不能达四末则肢体痿废不用，此种状态即为中脏腑的表现。另外对于中脏腑后出现痰的问题，是因为浊邪犯于心，心君不能主宰，诸脏气机逆乱，不能安于本位，脾土不能制约肾水，肾气失于固摄，使肾中寒水上泛于肺，受心肝之火熏灼、煎熬则成痰。需要注意的是，这种痰邪的内生并非中风所独有，几乎所有疾病的后期，病情危重之时，因为脏腑的极度虚损，气极升降失司，皆会出现与中脏腑相似的病理改变而内生痰邪。就心痹而言，同样为痰湿瘀血滞留于心脉，使心阳耗伤，不得伸展而发。

十三、瘀血内生

瘀血内生具体病理过程可分为以下几个方面：第一，所谓"气为血之帅"，血、津液等阴性物质的运行全赖于气的推动作用，而"气之源头在乎脾"，宗气又为脾运化之水谷精微与肺中清气二者相合的产物。故于肺脾虚冷之时，则宗气生成不足，对血液的推动作用减弱，血液运行迟缓，易于停留于局部而成瘀血。第二，肺为娇脏，受百脉朝会，又为向外宣泄浊邪的重要器官，故痰饮、湿邪易于留着于肺，滞留日久则会浸渍肺络，因痰饮、湿邪具有重浊黏滞之性，会阻碍血液运行，加之气虚血液运行迟缓，则更易形成瘀血。第三，在此状态中心肝之火常会相对偏亢，火灼肺金日久则会损伤肺络，一方面热则血枯，则瘀血内生，另一方面热则津结，会使痰饮、湿邪内生；第四，脾肺功能的正常运行又全赖于命火的温煦，可见命火为宗气得以正常化生、运行的原动力，故命门火衰会使痰饮、湿邪、瘀血相即而生。以上即为肺、脾、肾虚冷致瘀血内生的全过程。

十四、关于湿热问题的辨证施治

湿热问题的辨治涉及甘露消毒丹、清宣止咳汤加减、蒿芩清胆汤、己椒苈黄丸等方。因湿邪的内生多源自于脾虚，脾胃不足则中气生成不足，此类患者应有倦怠乏力、诸窍不利的表现（即相应的补中益气汤证）。饮食（饥饱失宜）、过劳、思虑过度致气结或病久津血滞于肌肉，则伤于脾。夏天天气炎热，腠理开泄，使湿热得以宣散，因其动力在于宗气，故升散的同时对中焦的消耗比较大，但最终还是会形成对肾阳的消耗，气虚宣畅失司，湿热内停三焦，形成甘露之证。对于甘露消毒丹，如同湿在深冬，天气转冷，因阳气内敛致热与湿合。对于泻黄散，源于脾虚，火邪独走三焦，尤以春天多见。而蒿芩清胆汤仅为中焦湿邪，多与季节相关。久病入络，己椒苈黄丸可清络中湿热，当湿热滞于肠胃，湿热上蒸，肺气受困，己椒苈黄丸在以上清泄方中，还有很大一项就肾虚冷致气机升降出入整个气化不足，饮郁内停，湿邪内生，阻碍气机而热毒生成。

十五、夏季发作性喘鸣难愈独见

历代医书对哮喘的论述和记载很多，《黄帝内经》中就有"喘鸣""喘喝"之称，朱丹溪在《症因脉治》首创"哮喘"之名。夏天，天气炎热，腠理开泄，大量汗出会耗损阳气，正如《素问·举痛论》所言："炅则腠理开，荣卫通，汗大泄，故气泄。"此时会形成脾胃虚损，中气不足之证。另外夏季多雨多湿，湿邪入里，与体内湿邪相合，则湿邪更甚，因中气不足，脏腑虚冷，升散无力，则会使湿邪留恋困于中焦则会形成中气不足，湿困中焦之证。夏季脾虚湿盛，土不生金，肺气受困，继而肺气不固，气机的升降出入失常，肺气耗散。复因命火为一身之元阳，大量汗出，亦会耗损肾阳。脾肾阳虚，腠理不利，玄府闭塞，营阴涩滞，太阳经不利，卫阳内郁，不能旁达，向上冲逆，干扰于肺，火热之邪，灼伤肺管，肿胀挛急，肺气奔迫。与此同时，夏季天气炎热，暑邪当令，阳气不足之人易受暑邪侵袭，因暑气通于心，则会耗损心阳。正常心阳温煦肺脏，但心火太过，则会灼伤肺脏，熏灼气道，热盛则肿、则挛。在夏季，这些因素都会导致哮病难解，辨证时要抓准其病因病机，从而做出具体的诊断和治疗。

十六、肺痹患者易得带状疱疹见解

从西医角度分析：本身免疫力下降，使用激素的患者免疫力受到抑制，而带状疱疹的发生又与免疫力下降相关。从中医角度分析：肺痹的成因是因为肺气的亏虚，而正是由于肺脏的亏虚，从而导致肝木旺盛。肝之火常旺，而肺之宣发肃降均又不及，火邪郁于肝而发于肌，不通则痛，热毒伤及血络，肌腠脉络不畅，可见夜间刺痛难忍，此时用身痛逐瘀汤化瘀即可。如毒邪侵犯血络，发于肌而透于皮肤，湿邪偏重可适当配伍化湿的药物。但总体上当疏导太阳经。然而疹邪透发提示病情较轻，邪气不发越则会滞留于脏腑。比如麻疹疹毒未能及时透解，内归于肺，痰阻血瘀，肺气受困，化生脓疡（多见于小儿）从而成为慢性肺痈，导致疾病的加深加重。《黄帝内经》言："诸痛痒疮，皆属于心。"血凝结阻滞气机，气与血争则痛，血热夹风则痒，皆属心经血分为病是也。实则泻其子，肝火旺则泻心。故治以清心泻火。发疹也是透泄毒邪的一种方式。一般湿邪内

阻的时候阳气才会郁积，郁积的阳气形成火邪，而肺气亏虚，宣发
肃降均不及的时候，使得火邪更加发泄不出去，形成带状疱疹。

十七、中医要重视二十四节气

在临床中，二十四节气往往是判断疾病病因病机的一个因素。
节气变化是疾病发生的重要因素，若不适应四时节气变化就很容易
感受六淫病邪，继而发生一系列疾病。以立秋为例，立秋作为秋
季的第一个节气，阳气渐收，阴气渐长，立秋后燥令当时，故又有
"秋后一伏"之说，前期温燥伤人，后期凉燥伤人。燥为秋令主气，
与肺相应，故燥邪最易伤肺。燥邪易伤津液，易伤肺脏，《素问·阴
阳应象大论》云，"燥胜则干""天气通与肺"，因而出现口干、鼻
干、咽干、干咳少痰，质黏难出或痰中带血，喘息胸痛等。在不同
的节气，治疗也有宜忌，秋冬季可以服用海参、鹿茸之品，但量
应小，少用益精，多用出火，应小于5g。张仲景曾在白虎加人参汤
中特别提及："此方在夏至后，立秋前，乃可服，立秋后，不可服。"
便是因为白虎汤过于寒凉，如在立秋后服用，会使机体又受寒邪侵
袭，产生"呕利而腹痛"。在秋冬养阴之时不能遏阳，若遏制阳气则
阴精更伤，阴伤可用猪苓、车前子、泽泻。

十八、关于激素

间质性肺疾病西医常用激素治疗，但其副作用较大，患者往往
苦于各种全身不适症状，对药物依赖性较强，常产生忧虑、恐惧等
心理状态，无法自我调整，常导致疾病进展加快，治疗依从性差。

中医将激素类药物归属于热毒的范畴，肺痹的病机关键为肺

中虚寒，肺络痹阻，肺失宣降，阳虚饮停于肺，日久成内毒，所以用热毒之品能够通过寒者热之的方法改善患者的症状。但服用激素类药物会激发人体潜力，提振阳气，出现肝阳上亢的情况。对于素体肝阳上亢，阳气充足之人影响不大，而对于肾精不足，阳气衰少之人，提升阳气之后就会造成阳气衰竭，一旦阳气郁于上，不达四末，不能温煦五脏六腑，人体整个气化和水津代谢就会出现问题：阳气不能助膀胱气化，患者会出现水肿或者消渴；过度提升阳气，周边阳气不达，肌腠郁滞，患者会出现眩晕、头痛、血压升高的情况；肾阳不足，不能温煦中焦脾土，脾运化不及，精微不归正化，血脂也会出现问题。对于此类患者，应从两方面治疗，一是潜镇阳气，二是补益肾气，阴中求阳，既能直接补充"原料"，又能助阳气化生。

十九、肾为胃之关

"肾为胃之关"一说出自《素问·水热穴论》，其云："肾何以能聚水而生病？岐伯曰：肾者，胃之关也，关门不利，故聚水而从其类也，上下溢于皮肤，故为胕肿。"论述了肾和胃与人体水液代谢过程关系密切，若肾气不足则生水肿。张介宾云："关者，门户要会之处，所以司启闭出入也。肾主下焦，开窍于二阴。"说明肾主水的其中一个方面体现在主司二阴排泄功能上。水入胃后，经过胃的受纳传输到小肠、大肠，后将吸收的营养物质传输给脾，脾通过自身的运化功能，输送散布水液精气到肺，肺宣发肃降布散全身，有疏通和调节全身水液运行道路的功能，通过这些功能，肺气又把代谢后的浊液向下输入膀胱，通过肾气蒸腾气化再次吸收利用后，将剩余的水液化为尿液排泄。而以上各脏腑功能能否正常发挥作用，全依赖于肾的气化，只有肾气能正常蒸腾气化，发挥肾阴和肾阳的推动、调控作用，二者相互协调，膀胱开合有度，尿液才能正常地排出。

所以，若肾不能主水，二阴的排泄功能异常，关门不利，膀胱不能正常开合，水液代谢不利，会导致水邪蓄积生成水肿。肺为娇脏，主治节，水邪储留会加重肺的负担，易导致咳嗽、喘证等肺系疾病的发生，此时当宣肺利水止咳治疗喘鸣，如《金匮要略》中就有使用射干麻黄汤治疗缓解喉中水鸡声的例子。另外，魄门排浊不利，导致阳明壅塞，会出现腹满等症状，若病情进一步发展，浊邪循经上传，则会导致肺系疾病的发生，所以，肾气对于二阴的调控作用是阳明里实证形成的根源，而阳明壅塞只是肺系疾病发生的关键因素。

综上所述，肾为胃之关，调节水液代谢，主司二阴排泄。用引火归原法治疗肺系疾病的方法正是"肾为胃之关"指导治疗的佐证，有治病求本之意。

二十、夏季养阳

从节气来看，自立夏日至立秋前一日均属于夏季，共经历立夏、小满、芒种、夏至、小暑、大暑6个节气，是一年四季中阳气最盛的季节。《素问·四气调神大论》曰："夏三月，此为蕃秀，天地气交，万物华实。"夏季气温高，生机勃发，万物生长茂盛，是人体新陈代谢最快的时期。此时人体阳气向上向外，而阴气则伏藏于体内，一方面气血运行相应加快，另一方面阳气也会汇聚并且活跃于机体表面。因此，夏季虽然气温较高，但仍要顾护人体的阳气，即常说的"春夏养阳"。炎热的夏季是养护人体阳气最好的季节，所有有损于阳气的行为都应避免。

夏季是补阳的最好季节，原因有二。其一，夏季本身消耗人体大量阳气，需要补。因为夏季白昼长，夜间短，夜卧早起，人的活动量会随之增加，消耗的阳气也会增多；加之天气炎热，人们贪饮纳凉，避热就寒，也会消耗一部分阳气；为适应炎热天气，人体汗孔开泄，大量水分随汗液和呼吸排出，以调节体温，但是毛孔打开，阴寒邪气更易侵入。其二，夏天腠理开泄，补阳后，不会产生火邪。若此人素体阳虚畏寒，易感冒，补阳太过也不必过度担心，多余的阳气会自然随人体阴阳变化而外泄，不会产生火邪。

张介宾云，"有春夏不能养阳者，每因风凉生冷，伤此阳气，以致秋冬多患疟泻，此阴胜之为病也"，故圣人"春夏养阳，以从其根而培养之"，他从预防学的角度阐释了这一问题。人体如果违背了这种规律，过度贪凉，耗伤阳气，到了秋冬季，收藏奉养的能力就会减弱，就易生疟疾、泄泻等病。

第二部分

专病论治

一、感冒

感冒是由外感实邪、肺卫失和引起的以鼻塞、流涕、喷嚏、咳嗽、头痛、恶寒、发热、全身不适等为主要临床表现的疾病。笔者经过多年临床实践，汲取各家之所长，归纳总结出治疗感冒的组方，临床疗效显著。

1. 历史沿革

《黄帝内经》中早有关于风邪致感冒的记载，医圣张仲景《伤寒论》所论太阳病为后世论治外感表证奠定了基础。"感冒"一词始见于《仁斋直指方》，该书《伤风方论》中有参苏饮治疗气虚感冒的记载。元代朱丹溪提出伤风病位在肺，治疗分辛凉和辛温两种。清代李中梓对体虚感冒有了更深的理解，提出了扶正祛邪的治法。

2. 病因病机

感冒的基础是卫阳不足，使邪有所乘，扰动肺卫，影响其向上、向外的宣散功能，卫阳受到遏制，导致营卫运行受阻。感冒的病位在肺卫，主要在卫表，肺位在上，为五脏之华盖，且为娇脏，不耐寒热，外邪来犯，首当其冲，肺卫功能失调，肺气宣发肃降功能失调，卫阳被遏，营卫失和，正邪相争，导致腠理失司。在外则卫表失司，而见发热、恶寒等症状；在内则肺卫难宣，而见鼻塞、声重、咳嗽等症状。

（1）外感因素

自然界有风、寒、暑、湿、燥、火六种气候变化。正常的气候变化，是万物生长的条件之一，称为六气。当气候变化异常，出现六气的太过和不及（春时应暖而反寒、夏时应热而反冷、秋时应冷而反热、冬时应寒而反暖）或人体禀赋体质有所偏差失调的情况时，人体不能适应自然界天气变化，邪走空窍，乘虚而入则发病。故六气作为外感病因时称为六淫。

1）风邪

风性轻扬，上先受之，是外感的最重要因素。风为阳邪，风性善动而不居，并有升发、向上、向外的特点，故常伤人体的头面部、阳经、肌腠，出现头痛、汗出、发热、恶寒，此即《素问·太阴阳明论》阐述的"故犯贼风虚邪者，阳受之"。因风邪为六淫之首，感冒临床大多以风寒、风热两种证候较多。

2）寒邪

寒为冬季主气，寒为阴邪，主收引凝滞、阻滞不通。寒邪有内外之分，外感寒邪为外邪，其致病可分伤寒、中寒之别。伤于表者，郁遏卫阳，称为"伤寒"，寒伤于脏腑者则为"中寒"，因机体阳气不足失于温煦。外寒与内寒相互联系，相互影响，内寒之体易感外邪，而外感寒邪，郁久不散，损伤阳气，易导致内寒。

3）暑邪

暑为夏季主气，乃火热所化。暑为阳邪，其性炎热，暑邪伤人，会出现壮热、心烦、面赤、脉象洪大等症状。暑性升散，耗伤气津，暑邪侵犯人体多直入气分，使腠理开泄，故而多汗，汗出过多则伤津。暑气通心，伤心阴，扰动心神，心烦闷乱而不宁。暑邪过度伤津耗气，往往可见气短乏力，甚则昏迷。暑多夹湿，暑湿困重，会出现倦怠乏力、恶心、大便溏泄等。故《素问·六元正纪大论》云："炎火行，大暑至……故民病少气……甚则督闷懊侬，善暴死。"

4）湿邪

湿为长夏之气。夏秋之交，湿邪为病，有外湿内湿之分，感受外湿是气候潮湿，涉水淋雨，居于潮湿之地，湿邪侵入人体所致；内湿是脾失健运所生。外湿内湿常相互影响，伤于外湿，湿邪困脾，脾失健运又生内湿；脾阳不足，邪走空窍，又招外湿。湿邪重浊，《素问·生气通天论》云："因于湿，首如裹。"湿为阴邪，阻滞气机，损伤阳气，气机升降失常，经络阻滞不通，常困脾土，出现胸闷脘痞、小便短赤、大便不爽、腹泻、少尿、水肿等。故《素问·六元正纪大论》曰："湿胜则濡泄，甚则水闭胕肿。"湿性黏滞趋下，故多伤及下肢，缠绵不愈。

5）燥邪

燥为秋季主气。秋季天气敛肃，缺乏水分濡润，燥邪自鼻而入，夏秋交替多见温燥、秋冬交替多见凉燥。燥邪易伤津液，易伤肺脏，出现口干，鼻干，咽干、干咳少痰、质黏难出或痰中带血，喘息胸痛等，故《素问·阴阳应象大论》云，"燥胜则干""天气通于肺"。

6）火邪

火邪就是热邪。火邪有内外之分，外火为感受温热邪气入侵，内火为脏腑阴阳失调，阳气偏亢。《素问·调经论》云，"阴虚生内热……阳盛生外热"。朱丹溪云，"气有余便是火"。"五志过极"，在一定条件下也可以化火。火热为阳邪，其性炎上，易耗气伤津，生风动血，易致肿疡。故《素问·至真要大论》云："诸热瞀瘛，皆属于火……诸躁狂越，皆属于火。"同时火邪与心相应，若火邪扰心，则神志不安、烦躁、发狂。

总之，六淫之气，均可以导致感冒的发生，各有不同的特点，但是以风、寒之邪为主。

（2）内伤

中医学自古强调人体的正气，正所谓"正气内存，邪不可干"，若人体正气虚弱，则肺卫不固，导致感冒。人体正气不足或护卫不当，例如久病体弱或者过于劳累，或者久咳久喘，耗损肺气，素体气虚，以致卫外不固，则容易为风寒所侵犯而致感冒，临床出现恶寒发热、咳嗽、气短、自汗、脉浮无力等。故感冒发生与素体气虚、感受外邪有关。本病一般预后良好，少数因感冒诱发其他宿疾者，可导致病情恶化，老年、婴幼儿以及体质虚弱患者，若出现表邪入里化热，预后相对较差。

3. 辨证论治

（1）风寒感冒

主症：冬天天气寒冷，寒邪当令，人体阳气开始蛰伏，卫阳相对不足，容易招致风寒之邪，而多见风寒感冒；又因冬季天气多风寒，风寒太过，困阻肌腠、肺气，可以出现风寒束表，郁而化热之感冒症候群，症见恶寒轻，发热重，无汗，头痛，肢节酸痛，鼻塞声重，时流清涕，喉痒，咳嗽，痰稀薄色白，舌苔薄白，脉浮或浮紧。

治法：解肌清热，宣肺化痰。

方药：新柴葛解肌汤。药用柴胡、葛根、荆芥、防风、羌活、白芷、栀子、知母、黄芩、麻黄、杏仁、石膏、炙甘草等。

方解：此方以小柴胡汤和麻杏石甘汤为底方，小柴胡汤和麻杏石甘汤均出自《伤寒论》，小柴胡汤治疗少阳枢机不利，麻杏石甘汤治疗肺内热盛。佐以荆芥、羌活解太阳之邪，白芷以解阳明之邪，栀子以清肺、胃之热，知母配合石膏组白虎汤之方底以清阳明之热。新柴葛解肌汤以和解少阳，清阳明热，开宣肺气为主。

（2）风热感冒

主症：发热，微恶风寒，或有汗，鼻塞喷嚏，流稠涕，头痛，咽喉疼痛，咳嗽痰稠，舌苔薄黄，脉浮数。

治法：辛凉解表，清肺透邪。

方药：银翘散加减。药用金银花、连翘、薄荷、荆芥穗、淡豆豉、桔梗、牛蒡子、生甘草、竹叶、芦根等。

方解：本方以金银花、连翘辛凉透表，兼以清热解毒；薄荷、荆芥穗、淡豆豉疏风解表，透热外出；桔梗、牛蒡子、生甘草宣肺祛痰，利咽散结；竹叶、芦根甘凉轻清，清热生津止渴。发热甚者，加黄芩、石膏、大青叶清热；头痛重者，加桑叶、菊花、蔓荆子清利头目；咳嗽痰黄者，加黄芩、知母、浙贝母、杏仁、瓜蒌壳清肺化痰；口渴重者，重用芦根，加天花粉、知母清热生津。若咽喉肿痛，头面红肿，口渴，舌红，舌苔黄，脉数有力者，用普济消毒饮。

（3）暑湿感冒

主症：发生于夏季，夏季天气酷热，人体阳气逐渐强盛，达到高峰，加之暑（热）湿当令，同时人体腠理常处于开泄状态，则见暑（热）湿感冒；亦可见因贪凉或者乘凉太过而见夏月感寒。症见面垢身热汗出，但汗出不畅，身热不扬，身重倦怠，头昏重痛，或有鼻塞流涕，咳嗽痰黄，胸闷欲呕，小便短赤，舌苔黄腻，脉濡数。

治法：清暑祛湿解表。

方药：新加香薷饮加减。药用香薷、金银花、连翘、厚朴、白扁豆等。

方解：本方以香薷发汗解表；金银花、连翘辛凉解表；厚朴、白扁豆和中化湿。暑热偏盛，加黄连、青蒿、鲜荷叶、鲜芦根清热祛暑；湿困卫表，身重少汗恶风，加藿香、佩兰芳香化湿宣表；小便短赤，加六一散、赤茯苓清热利湿。

（4）湿热感冒

主症：长夏湿热内郁，湿热并重，这类患者体格大多偏瘦，面部油光而多垢，多有痤疮，性格多焦躁易怒，身体困重或者疼痛不利，困倦乏力，头部、颈部汗出较多，身热不扬，病情缠绵难退，双目发红而多眵，口干、苦而喜冷饮，咽喉肿痛，尿黄，或者尿短赤，大便黏滞而不爽，舌苔黄厚而腻，脉象弦滑。

治法：宣肺解表，清热利湿。

方药：甘露消毒丹加减。药用射干、浙贝母、黄芩、连翘、薄荷、滑石、木通、茵陈、广藿香、石菖蒲、白蔻仁等。

方解：方中射干、浙贝母苦泄肺气，利咽喉，合黄芩苦寒清泄肺火。连翘、薄荷轻清透达，清热解毒于上；滑石、木通、茵陈清热渗湿于下，这两组药上清下渗，上源清而流自洁，下窍通则湿热有出路，以此分消其势，以治致病之源。然中焦为黏腻的湿邪所困，非芳香之品不能振奋已困的中阳，祛除黏腻的湿浊，故配伍广藿香、石菖蒲、白蔻仁，芳香化浊，醒脾祛湿。诸药相伍，清热解毒，淡渗利湿，芳香化浊。

（5）温燥感冒

主症：鼻干咽燥，微热口渴，干咳无痰，舌苔薄白而干。

治法：清宣燥热，滋肺胃阴。

方药：温燥方。药用桑叶、杏仁、淡豆豉、栀子、浙贝母、沙参、麦冬、生石膏、知母、牛膝、熟地黄、枸杞等。

方解：肺燥的根源在胃，故本方为桑杏汤与玉女煎的合方，桑叶轻宣燥热，《本草经疏》云："桑叶，甘所以益血，寒所以凉血，甘寒相合，故下气而益阴。"杏仁苦辛温润，宣利肺气，《医学启源》云："杏仁除肺中燥，治风燥在于膈。"二药共为主药。淡豆豉助桑叶轻宣外邪，栀子清泄上焦肺热，浙贝母止咳化痰，为佐使药。咽喉干痒者，可加牛蒡子、薄荷以清利咽喉；咳痰黄稠者，加马兜铃、瓜蒌皮以清热化痰。

4.验案举隅

患者女性，50岁。

患者因间断发热，头痛，恶寒3天而就诊。就诊时见发热，头痛，肢节疼痛，恶寒，无汗，鼻塞，喷嚏，偶有咳嗽，无痰，不欲饮食，小便黄，大便干，舌质暗红，苔薄黄，脉浮微洪。查体：体温38.0℃，咽部充血，双肺听诊未闻及干、湿啰音。

中医诊断：感冒。

辨证：风寒感冒。

病机分析：患者以发热、头痛、肢节疼痛为主证，故辨为感冒，风寒外束，邪郁肌腠。患者年逾"七七"，命门火衰，卫阳不足，加之不慎感寒，风寒外束肌腠，卫阳被遏，正邪交争，故见发热、恶寒；风寒外束，太阳经气不利，故见头痛；风寒侵袭肺窍，鼻窍不利，故可见鼻塞、喷嚏，其舌苔、脉象均符合风寒外束，邪郁肌腠之征象。

治法：解肌清热，除湿醒脾。

方药：新柴葛解肌汤加减。

组成：柴胡10g，白芷10g，葛根10g，防风10g，羌活10g，藿香10g，黄芩10g，浙贝母10g，知母10g，连翘20g，射干10g，桔梗10g，炙甘草5g，生石膏（先煎）30g。

每日1剂，水煎取汁300mL，频服。

患者服药1日后体温恢复正常，恶寒缓解，头痛、肢节疼痛、咳嗽减轻，余症均除。

二、咳嗽

咳嗽是指肺失宣降，肺气上逆作声，咳吐痰液，为肺系疾病的主要证候之一。有声无痰为咳，有痰无声为嗽，一般多痰声并见，难以截然分开，故以咳嗽并称。

1. 历史沿革

《黄帝内经素问》中与咳嗽相关的有《咳论》《痹论》。在《素问·咳论》中提到"五脏六腑皆令人咳，非独肺也"，后巢元方的《诸病源候论》有实咳的论述，刘完素的《素问病机气宜保命集》有云：“咳谓无痰而有声，肺气伤而不清也，嗽是无声而有痰，脾湿动而为痰也。”

2. 病因病机

本病多由六淫之邪，从口鼻或皮毛而入，侵袭肺系，郁闭肺气，肺失宣肃，而致肺气上逆作声，咳吐痰液。或因起居不慎，气候失常，冷暖失宜，过度疲劳，正气不足，以致肺的卫外功能减退或失调，邪从外而入，内舍于肺而致咳嗽。内伤咳嗽为脏腑功能失调，内邪干肺。本病的病变部位在肺，涉及肝、心、脾、肾等多个脏腑。

（1）肺脏本身的因素

1）肺气不足

肺气不足成因有先天不足或后天的损伤，如出生之时，人体肺气孱弱，需要饮食精微的补养，其功能方可完善，而脾胃功能较虚弱的人，饮食精微化源不足，容易出现肺气不足，呼浊功能减弱，五脏六腑、四肢百骸向肺传输的浊气在内堆积，一旦堆积超过了肺脏的本身的耐受程度，就要通过咳嗽加速浊气的排出。排出之后，咳嗽就会停止，浊气继续堆积，形成下一个循环。

2）肺阴不足

肺阴不足会化火，炼津成痰，痰邪储之于肺，使肺气不清，肺脏本身的反应也是通过咳嗽把痰咳出，使肺得以清净。肺阴作为阴性属性的物质，肺气作为阳性属性的物质，他们不会单独存在，即肺气不足，阴精不固；肺阴不足，肺气无所依。

（2）心与肺的关系

心与肺的关系更多是气与血的关系。心主血脉，肺朝百脉，如果心血运行不畅，肺气堆积，就会通过咳嗽调节，所以很多心病患者经常咳嗽，咳嗽是心脏功能减退早期非常常见的症状。

（3）肝与肺的关系

肝病大体分为太过和不及两个方面。太过是指疏泄太过，是亢奋的状态，更多体现为肝阳上亢、肝火上炎或肝气上逆，从而对肺气形成干扰，使肺气不清。不及是疏泄不及，是郁的状态，指整个气息的升降出入出现障碍或滞缓，作为三焦中的一环，上焦肺也会受到气机升降出入不畅的干扰，产生浊气的堆积而引起咳嗽。

（4）脾与肺的关系

饮食不节或过度劳逸等都会导致脾气亏虚，脾气亏虚一方面导致精微化生不足，宗气生成减少，肺气亏虚，其吸清呼浊功能下降，产生浊气的堆积，肺通过咳排出郁滞的气机或堆积的浊气，使郁滞的气机可以得到暂时的舒畅。另一方面是水湿运化不及，生湿成痰，对肺形成干扰。痰邪作为阴邪，随血脉周行全身，最后沉淀于偏虚之处，因肺脏是一个虚空的脏器，体内过多的痰湿比较容易壅积于肺，对气流的出入形成阻碍，导致咳嗽。肺对所有干扰的反应要比其他脏腑更灵敏、更强烈，因为肺与外界是相通的，感冒之后，腠理的功能受到影响，更多体现为肺部症状，因肺为娇脏，它对影响的耐受程度低，通过 CT 可以看到，肺脏腠理受到影响之后，出现局部的水液外渗，停留在肺脏。

（5）肾与肺的关系

肾主纳气，与肺是金水相生的关系，如果肺气不足，金水不能相生，精微物质不能通过肺通调的作用向下补充肾精，会出现肾精不足。吸入清气后，肾不能纳之，肺气满，肺气满则清化为浊，故通过咳嗽使胀满的肺气得到宣泄。整个气机的原动力在命火，命火产生于肾精，首先寄存于肝胆即走少阳，随少阳之气上升，到达中焦后，与脾肾所生阳气相和，通过肝的疏泄和脾升胃降，以及中焦水谷精微轻清之气的上升，最后到达上焦心肺来形成宗气，每个环节出现问题都会影响到肺，引起咳嗽。

3. 辨证论治

（1）外寒里饮，肺中虚冷

主症：咳嗽，遇冷加重，咯痰，量多色白，质稀，呈泡沫状，畏寒，四肢欠温，口淡不渴，面色晦暗或㿠白，舌质淡或暗，苔白滑，脉多浮紧。此类患者多形体肥胖，性格沉静内向。本型多是由于寒凉饮食聚集于胃，从肺脉上干于肺；或者由于久患咳嗽，损阳耗气，伤及肺阳；或者风寒直入肺中，损伤肺阳；肺不通调水道，不布津液，津停成饮，内泛肺中，肺气不清而见慢性咳嗽。

治法：解表散寒，温肺化饮。

方药：小青龙汤加减。药用炙麻黄、桂枝、干姜、细辛、半夏、五味子、白芍、炙甘草等。

方解：小青龙汤出自《伤寒论》，原文中应用其治疗"水气病"，即寒饮内停之证。方中麻黄、桂枝为君药，发汗解表，且麻黄入肺经，兼能开宣肺气以解喘咳之证，桂枝化气行水以利内饮之化。辛热之干姜、辛温之细辛为臣药，温肺化饮，兼协麻黄、桂枝解表祛邪。佐用辛苦而温之半夏，燥湿化痰，和胃降逆。然素有痰饮，脾肺本虚，纯用辛温，恐辛散耗气，温燥伤津，故配伍酸甘五味子敛肺止咳、白芍和营养血，二药与辛散之品相配伍，既令散中有收，以利肺气开阖，增强止咳平喘之功，又可防诸辛散温燥之药耗气伤津，亦为佐药。炙甘草益气和中，兼调和辛散酸收之性，为佐使之药。本方八味配伍，辛散酸收相配合，散中有收，温化与敛肺相配伍，开中有合，解表与化饮同施，表里双解，用以治疗咳嗽之病。饮郁化热，烦躁，脉浮者，可加用生石膏兼清郁热；痰浊壅盛，咳逆喘满，苔滑腻者，可加用莱菔子、葶苈子、白芥子化痰降气，泻肺除壅；面色青暗，舌紫暗者，可加用桃仁、红花、当归等活血化瘀。

（2）燥热阴伤

主症：干咳无痰或有少量黏痰，咽干鼻燥，头痛，身热，舌红，苔干，脉浮数。

治法：润肺养阴止咳。

方药：桑杏汤加减。药用桑叶、杏仁、淡豆豉、浙贝母、沙参、梨皮、栀子皮、麦冬、石膏、知母、牛膝、熟地黄、枸杞子。

方解：桑杏汤出自《温病条辨》。本证系由温燥伤于肺卫，肺失清肃，津液受损所致。方中桑叶轻清宣散，长于疏散风热，宣肺清热，《本草经疏》言其"甘所以益血，寒所以凉血，甘寒相合，故下气而益阴"；杏仁苦温润降，功擅肃降肺气而止咳，《医学启源》言其能"除肺中燥，治风燥在于胸膈"，二者共为君药。淡豆豉辛凉透散，以助桑叶轻宣发表；浙贝母清化痰热，合而为臣。沙参养阴生津，润肺止咳；梨皮益阴降火，生津润肺；栀子皮质轻而寒，入上焦清泄肺热，共为佐药。诸药合用，共奏清宣温燥、润肺止咳之功。全方辛凉甘润，透散温燥而不伤津，凉润肺金而不滋腻。咽喉干涩者，可加牛蒡子、薄荷以清利咽喉；咳痰黄稠者，加马兜铃、瓜蒌皮以清热化痰。

（3）脾经伏火

主症：久咳不止，胸胁咳时引痛，无痰或痰少而黏，口干舌燥，唇红干裂，气短胸闷，神倦乏力，心烦，面赤，或有身热，舌质红，舌苔黄腻或腻浊，脉滑数或浮洪。

治法：升散伏火，肃肺止咳。

方药：清宣止咳汤加减。药用生石膏、栀子、防风、川楝子、藿香、黄芩、川芎、浙贝母、半夏、陈皮、生甘草。

方解：泻黄散为《小儿药证直诀》之古方。"泻黄散"是泻脾经伏火的典型方剂，原用于治疗脾经伏火，症见口疮口臭，烦渴易饥，口燥唇干，舌红脉数以及脾热弄舌等。方中石膏辛寒以治其热，栀子苦寒以泻其火，共成清上彻下之功。脾经伏火与胃中实火不同，仅用清降，难彻此中伏火积热，故方中重用防风，取其升散脾中伏火，取"火郁发之"之义，同时取"风能胜湿"之义，另外兼具疏肝之功，配合川楝子行气降气，疏泄肝热，以发脾经郁火。防风与石膏、栀子同用，是清降与升散并进，使其能清降而不伤脾胃之阳，升散能解伏积之火。藿香芳香醒脾，一以振复脾胃气机，一以助防风升散脾经伏火；配黄芩清肺热，燥脾湿；用川芎畅通气机；用浙贝母清热散结，以发郁火；全瓜蒌利气宽胸，清肺化痰。佐以半夏、陈皮，仿二陈之意，燥湿理气化痰。以生甘草为使，泻火和中，调和诸药，使泻脾而无伤脾之虑。全方配伍，升散脾经伏火，利气清肺止咳。伴有胸闷、两胁下满闷不适者，合用小陷胸汤；伴有后背冷痛者，合用苓桂术甘汤；小便色黄，舌尖红而少苔者，合用导赤散；伴有口臭，消谷善饥者，合用平胃散；胸中烦热者，合用栀子豉汤；脘腹痞满不适者，合用半夏泻心汤。

（4）胆胃郁热

主症：咳嗽反复，痰多，痰黏腻或稠厚成块，色白或带黄色，胸闷，脘痞，口干口苦，时有呕逆欲吐，两胁不适，食少，体倦乏力，面色虚浮泛黄，舌苔黄腻，脉象濡数。

治法：利胆和胃，清热化痰。

方药：蒿芩清胆汤加减。药用青蒿、黄芩、竹茹、姜半夏、枳壳、陈皮、浙贝母、茯苓、滑石（包煎）。

方解：本方在蒿芩清胆汤清胆利湿、和胃化痰的基础上加减而成。方中青蒿苦寒芳香以清透邪热，辟秽化浊，黄芩苦寒以清胆燥湿，共成内清湿热、透邪外出之功。竹茹清胆胃之热，姜半夏燥湿化痰，枳壳下气祛痰，陈皮理气祛痰，浙贝母清热祛痰止咳，共成清热化湿除痰之效。茯苓、滑石清利湿热，使湿热从小便而出。全方芳香清透以畅气机，苦燥降利以化湿祛痰。恶心、呕逆者，加旋覆花；胁肋疼痛不适者，加虎杖、秦艽；体倦乏力，食欲不振者，加白术、焦三仙。

（5）肝阳上亢

主症：咳嗽反复发作或持续不断，上气咳逆阵作，咳时面赤，症状可随情绪波动而增减，常在夜间或晨起发作或加剧。可伴胸闷、口干咽燥、目涩，胸胁胀痛。舌红少苔，脉浮弦而细。

治法：育阴潜阳，肃肺止咳。

方药：镇肝熄风汤加减。药用白芍、天冬、玄参、生龙骨、生牡蛎、蝉蜕、代赭石、茵陈、生龟甲、麦芽、牛膝、川楝子、浙贝母、生甘草。

方解：镇肝熄风汤在春秋应用较多，春天万物复苏，阳气升腾，肾精经过冬天的消耗，阴不敛阳，阳升太过，故予潜镇之法使阳气不要过于耗散。值得注意的是春天不要久用镇肝熄风汤，防止阳气受抑。秋天气温下降，腠理闭塞，卫阳内郁，体内阳气郁积，气有余便是火，火邪旺盛引动肝火，肝阳便会上亢，故秋天潜镇目的是使阳气归于原位。肺气郁滞，胸闷气逆，加瓜蒌、旋覆花利气降逆；痰黏难咯，加海浮石清热豁痰；火郁伤津，咽燥口干，酌加麦冬、天花粉、诃子养阴生津敛肺；大便溏薄者，适当减少代赭石、生龙牡、龟甲的剂量，可加入赤石脂；面红目赤者，可以加入肉桂，以引火归原；腰膝酸软、口干咽燥等肾阴不足者，可加入生地黄、山萸肉。

4. 验案举隅

患者男性，40岁。

患者于3年前无明显诱因出现咳嗽、咳痰，自行口服止咳化痰类药物（具体不详）、消炎药（具体不详）后病情好转。但仍时有反复，14天前因贪凉饮冷后出现咳嗽、咳痰症状，自行口服止咳化痰类药物后病情未见明显好转，今日为求中医药系统治疗而来我院。现症：咳嗽，痰少而黏，神疲乏力，口干舌燥，唇红干裂，时有心烦，纳可，寐可，小便色黄，大便干燥，舌质红，苔薄黄而干脉弦数。

中医诊断：咳嗽。

辨证：脾经伏火，肺气不清。

治法：升散伏火，肃肺止咳。

方药：清宣止咳汤加减。

组成：防风10g，藿香10g，川芎10g，栀子15g，黄芩20g，生石膏（先煎）30g，炙甘草10g，陈皮10g，川楝子15g，法半夏7g，浙贝母15g。

上药5剂，水煎取汁300mL，每日2次口服。

按语：追问病史，该患平素贪凉喜冷，日久损伤脾胃阳气，一方面脾气虚弱不能升清，少阳升发遇阻则肝气阻遏，皆令命火独走三焦，致中焦郁而不散；另一方面脾虚则生湿，木不得以疏土，少阳亦不得生发，独走三焦之命火亦可因湿阻而郁而伏，形成脾经伏火之证。若火伏而炎于上，肺之清肃不行，宣发肃降失常，故见久咳不止，夹湿则咳痰，若湿少则痰少或干咳。肺气上逆，不能正常宣发肃降，故见久咳不止，神倦乏力。脾开窍于口，在华为唇，脾经伏火，故见口干舌燥、唇红干裂，火邪熬炼津液则见无痰或痰少而黏或有少量黄痰。脾经伏火与胃中实火不同，此火得土而藏，病位在中，非实火可折，非虚火可补，当升散清降并用，以宣发伏火。故方中重用防风为君，取其升散，辛能解郁，以石膏、栀子之辛、苦、寒，清降与升散并进，清降而不伤脾胃之阳，升散能解伏积之火。藿香芳香醒脾，一可振复脾胃气机，又可助防风升散脾经伏火，加之黄芩、栀子再增苦寒之力。兼用陈皮、法半夏运脾化痰止咳。以一味川芎调血行气。以甘草泻火和中，调和诸药。合而为之，共奏清泻伏火、肃肺止咳的功效。

三、风温肺热病

风温肺热病是肺热病与风温病的合称。是以发热、咳嗽、胸痛等为主要临床表现的外感疾病。

1. 历史沿革

《伤寒论》有云:"太阳病,发热而渴,不恶寒者,为温病。若发汗已,身灼热者,为风温。"这里所谓的风温,是指温病误治后的一种变证,与后世风温肺热病完全不同。庞安时在《伤寒总病论》中云:"病人素伤于风,因复伤于热,风热相搏,则发风温,四肢不收,头痛身热,常自汗出不解。"指出了风温的病因病机及症状。汪石山首先确立风温病为4种温病中的独立病种,"有不因冬月伤寒而病温者"即指风温病,这在理论上突破了以往春季温病皆因"冬伤于寒"的传统观念。叶天士创立了卫气营血辨证,其在《外感温热篇》指出:"温邪上受,首先犯肺,逆传心包。"为风温的传变及辨治规律提供了理论依据。

2. 病因病机

风温肺热病的病因是风热病邪,与正气不足,调摄不当亦有关系。其病机特点是邪气由表入里,首犯肺卫,按卫气营血传变,变化迅速,易化燥伤阴。病理因素为火热病邪,病性初中期属热属实,因两热相搏,耗气伤阴,故后期病亦有属虚或虚实相兼者。风温病因为外感风热病邪,病位以肺为主,可累及三焦。肺卫之邪内传入里,既可顺传气分,壅阻肺气,郁于胸膈或传入阳明,亦可直接内陷心营。病程中易于化燥伤阴,尤多肺胃阴伤表现;后期邪传下焦,则可产生肝肾阴伤,"邪少虚多"的病机变化。

本病的病机关键为痰、热、毒互结于肺,病因是机体正气不足,营不内守,卫不御外,抗病能力下降,感邪而发病。其感染途径是从口鼻而入,先犯上焦肺卫,病势不解则卫气之邪入里而达气分。若失治、误治或正不胜邪,邪气深入,病情发展,其传变趋势有二:

一是顺传于肺胃，而气而营而血；一为逆传心包，而心营，而神明。若邪热深盛，邪正剧争，正气溃败，骤然外脱，则阴津失守，阳气不固，终则阴阳不能维系，形成阴竭阳脱。此外，风温热邪，病久不解，易深入下焦，下竭肝肾，导致真阴欲竭，气阴两伤。治疗上，风为阳，温亦为阳，两阳相劫，必伤阴液，而肺为多气少血之脏，故把握住气分病变是关键，治疗上要宣肺透邪，顾护阴液。根据本病的病机特点，将风温肺热病分为五型，以此为依据治疗肺炎、急性支气管炎等急性肺部感染疾病，临床上在退热及减轻周身炎症程度、降低并发症等方面收到了满意疗效。

3. 辨证论治

（1）邪袭肺卫

1）风温肺热病（风热证）

主症：发病急骤，身热增盛，恶寒渐轻，无汗或少汗，头痛，咳嗽，痰白或黄，口、鼻干，舌边尖红，苔薄黄，脉浮数。

治法：解肌发汗，清热解毒。

方药：新柴葛解肌汤加减。药用柴胡、葛根、黄芩、羌活、荆芥、防风、石膏、知母、浙贝母、甘草等。

方解：此方以小柴胡汤和麻杏石甘汤为底方，小柴胡汤和麻杏石甘汤均出自《伤寒论》。小柴胡汤透泄少阳之邪，并能疏泄气机之郁滞，使少阳之邪得以疏散。《神农本草经》谓柴胡主"寒热邪气"，《本草正义》云柴胡可使邪"在半表半里者，引而出之，使还于表而寒邪自散"，故柴胡为君药。臣以苦寒之黄芩清泄少阳之热，如《本草纲目》谓"黄芩，得柴胡退寒热"。二药一散一清，恰入少阳，解少阳之邪。胆气犯胃，胃失和降，佐半夏、生姜和胃降逆止呕。邪气从太阳传入少阳，缘正气本虚，故又佐人参、大枣益气补脾，扶正祛邪，御邪内传。诸药合用，透散清泄以和解，升清降浊兼扶正，以和解少阳为主，兼和胃气，使邪气得解，枢机得利，诸症自除。麻杏石甘汤治疗肺内热盛。佐以荆芥、羌活以解太阳之邪，白芷以解阳明之邪，《神农本草经》载栀子主胃中热气、面赤、皶鼻以清肺、胃之热，知母配合石膏组白虎汤之方底以清阳明之热，本方为清外感入内所化邪热，四药相配，辛温与寒凉并用，宣肺而不助热，清肺而不凉遏。

2）表寒证

主症：少数患者因受寒凉起病，表气郁闭，化热不显，出现短暂轻微的表寒证。症见恶风寒，发热，头项强痛，肢体酸楚疼痛，无汗或少汗，咳嗽、咳稀白痰，口渴，舌苔薄白，脉浮。

治法：散寒祛湿，解表清里。

方药：九味羌活汤加减。药用羌活、苍术、白芷、川芎、细辛、黄芩、生地黄、防风、炙甘草。

方解：本方为外感风寒湿，内有蕴热而制。方中羌活辛苦性温，入太阳经，功擅解表散寒，祛风湿，利关节，止痹痛；苍术入足太阴，能除湿下气，祛风散寒，使邪气不致传足太阴脾；白芷入足阳明，治头痛在额；川芎入足厥阴，治头痛在颠顶；细辛入足少阴，治本经头痛，能祛风散寒，行气活血；黄芩入手太阴，以泄气中之热；生地黄入手太阴，以泄血中之热。防风为风药卒徒，随所引而无不至，治一身尽痛为使；甘草甘平，用以调和诸药。少数肺热病患者因受寒凉起病，表气郁闭，化热不显，出现短暂轻微的表寒证，需密切观察病情转归，及时更方。如风证自汗者，去苍术，加白术、黄芪以实表。胸满去地黄，加枳壳、桔梗；喘加杏仁。

（2）痰热壅肺

主症：发热，咳嗽，痰多痰鸣，痰黏难出，其色黄或带血，胸痛，气粗而喘，口渴烦躁，小便黄赤，大便干燥，舌红苔黄腻，脉弦滑数。

治法：清热解毒，宣肺散结。

方药：麻杏石甘汤合苇茎汤加减。药用炙麻黄、生石膏、杏仁、炙甘草、芦根、冬瓜子、生薏苡仁、桃仁、瓜蒌、连翘。

方解：方中麻黄，取其能宣肺而泻热，是"火郁发之"之义，但其性温，故配伍辛甘大寒之生石膏，使宣肺而不助热，清肺而不留邪，肺气肃降有权，喘急可平，是相制为用。杏仁降气，用为佐药，助麻黄、石膏清肺平喘。炙甘草既能益气和中，又与石膏合而生津止渴，更能调和于寒温宣降之间。芦根甘寒轻浮，善清肺热，冬瓜子清热化痰，利湿排脓，能清上彻下，肃降肺气，与苇茎配合则清肺宣壅，涤痰排脓。薏苡仁甘淡微寒，上清肺热而排脓，下利肠胃而渗湿，桃仁活血逐瘀，可助消痈。两方合用，可治肺热病热毒痰浊壅遏于肺，以达清热解毒、宣肺祛痰之功。

（3）足少阳胆经（邪犯少阳，胆胃失和）

主症：往来寒热，胸胁苦满，心烦喜呕，口苦，咽干，目眩，胸胁胀痛，咳嗽痰多，色黄稠难咯出，气促，小便黄少，大便秘结，舌红，苔白腻或黄腻，脉弦数。

治法：和解少阳，利胆和胃。

方药：小柴胡汤加减。药用柴胡、黄芩、半夏、生姜、人参、大枣、青蒿、竹茹、陈皮、桔梗、浙贝母、炙甘草。

方解：《本草正义》云柴胡可使邪"在半表半里者，引而出之，使还于表而寒邪自散"，故为君药。臣以苦寒之黄芩清泄少阳之热，如《本草纲目》谓"黄芩，得柴胡退寒热"。二药一散一清，恰入少阳，解少阳之邪。胆气犯胃，胃失和降，佐半夏、生姜和胃降逆止呕。邪气从太阳传入少阳，缘正气本虚，故又佐人参、大枣益气补脾，扶正祛邪，御邪内传。诸药合用，透散清泄以和解，升清降浊兼扶正，以和解少阳为主，兼和胃气，使邪气得解，枢机得利，诸症自除。

（4）气阴两伤（气阴两伤，正虚邪恋）

主症：低热不退或无热，干咳无痰或痰少黏稠不爽，神疲乏力，气短懒言，口渴烦躁，汗多，舌红或有裂纹，少苔，或舌淡而少津，脉细数或无力。

治法：益气养阴，化痰止咳。

方药：六黄清肺汤加减。药用当归、生地黄、熟地黄、黄连、黄芩、黄柏、黄芪、浙贝母、瓜蒌、天花粉、茯苓、陈皮、桔梗。

方解：方中用当归养血增液，生地黄、熟地黄取其滋补肾阴，育阴清火，肾阴足则水能制火。盗汗乃因水不济火，心火独亢所致，故辅以黄连清心泻火，合以黄芩、黄柏，三黄泻火以除烦，清热以坚阴，热清则火不内扰，合诸药以育阴养血，清热除烦。重用黄芪一以益气实卫以固表，二以固未定之阴。浙贝母甘平微寒，清热化痰，润肺止咳，主入肺经，瓜蒌功擅清热涤痰化燥，合贝母共奏清润化痰止咳之功。天花粉清肺生津，润燥化痰，茯苓健脾渗湿以祛痰，陈皮理气化痰使痰消，桔梗宣利肺气，使肺宣降恢复。二方合用，益气养阴，清热化痰。

（5）邪陷正脱

主症：呼吸短促，鼻翼扇动，口唇发绀，面色苍白，大汗淋漓，甚则汗出如油，四肢厥冷，烦躁不安，身热骤降，或起病无身热，面色淡白，神志逐渐模糊，舌淡紫，脉细无力，或脉微欲绝。

治法：回阳救阴固脱。

方药：参附汤合生脉散加减。药用人参、附子、五味子、麦冬等。

方解：肺热病后期邪正剧争，若正气败而外脱，则阴津失守，阳气不能固脱，终则阴阳不能维系，形成阴竭阳脱的局面，故以本方回阳救脱，益气敛阴。方中重用人参为主药，大补元气，急固无形之气，并配大辛大热之附子温补元阳，引补药通行十二经，以追复散亡之元阳，参附配伍，以求心肾补益，进而君明相安。五味子酸温而入肺肾，能敛肺气，固阴津，伍麦门冬之酸甘以化生阴液，二药与人参配伍，一清一敛，可达养阴润肺之功，而二方相合应用于肺热病中，对于邪陷正脱之危重症有较好疗效。

4. 医案举隅

病案一

患者女性，49岁。

患者因"咳嗽、胸痛3天，加重伴发热1天"于2015年6月15日入院。现病史：该患缘于3天前无明显诱因出现咳嗽、胸痛症状，自行口服止咳化痰药物（具体不详）后症状未见明显好转，1天前无明显诱因出现上症加重伴发热，体温38.9℃，自行口服"感康"（具体用量不详）后，症状未见好转，今日为求系统治疗于我院门诊就诊，门诊行胸部正侧位片提示双肺肺炎，血常规示白细胞

$11.6×10^9$/L，中性粒细胞百分比 82%。门诊拟"肺炎"收入院。现症：患者发热，体温 38.5℃，胸痛，咳嗽，咳痰色黄，质黏难出，周身酸痛，乏力，饮食差，睡眠尚可，小便黄，大便正常，舌质红，苔薄黄，脉沉细数。查体：呼吸 20 次 / 分，口唇红润，呼吸略急促，听诊双下肺闻及大量湿啰音。

中医诊断：风温肺热病。

辨证：气阴两伤，热毒蕴肺。

病机分析：患者以发热、咳嗽、咳痰、胸痛为主症，故辨为风温肺热病。患者平素脾胃虚弱，正气不足，暴感风温邪气，正气无力祛邪外出，脾失健运，生痰生湿，痰与热结，上犯于肺，故患者见咳嗽、咳痰。风温肺热病以热毒贯穿始终，热毒为患，故见发热。气虚则血液运行不畅，肺气虚则血瘀于上焦，故患者见胸痛等症。

治法：益气养阴，解毒散结。

方药：六黄清肺汤。

组成：当归 15g，黄连 15g，黄芩 15g，黄柏 10g，生地黄 10g，熟地黄 10g，黄芪 30g，芦根（煎汤代水）60g，桃仁 10g，冬瓜子 20g，生薏苡仁 30g。

药后患者热退，咳嗽明显减轻，咳痰色黄，量多易出，胸痛基本消失，复查血常规：白细胞 $6.8×10^9$/L，中性粒细胞百分比 56%。继续治疗 1 周后患者症状明显好转，复查肺 CT，炎症区域明显减小。

病案二

患者男性，56 岁。

患者因"发热、咳嗽 2 天，加重 1 天"于 2015 年 3 月 26 日入院。现病史：该患缘于 2 天前感寒后出现发热、咳嗽症状，体温

39.6℃，自行口服"扑热息痛"（具体用量不详）后热退，药效过后体温复升，最高体温 39.8℃，1 天前无明显诱因出现上症加重，自行口服"退热药、止咳化痰药物"（具体药物不详）后症状未好转，今日为求系统治疗于我院门诊就诊，门诊查血常规：白细胞 12.6×10^9/L，中性粒细胞 7.9×10^9/L，中性粒细胞百分比 81%。查肺部 CT 提示左中下肺肺炎，门诊拟"肺炎"收入院。现症：患者发热，体温 37.9℃，咳嗽，咳少量淡黄痰，胸痛，乏力，饮食一般，睡眠正常，小便略黄，大便正常，舌质红，苔黄，脉沉细数。查体：呼吸 22 次/分，口唇红润，呼吸急促，听诊左中下肺闻及大量湿啰音。

中医诊断：风温肺热病。

辨证：气阴两伤，热毒蕴肺。

病机分析：患者以发热、咳嗽、咳痰、胸痛为主症，故辨为风温肺热病。风温肺热病以热毒贯穿始终，热毒为患，耗气伤阴，气机运行不畅，郁久化热，故患者见发热症状。患者平素脾胃虚弱，生痰生湿，痰热犯肺，故患者见咳嗽、咳痰等症状。

治法：益气养阴，解毒散结。

方药：六黄清肺汤疗。

组成：当归 15g，黄连 15g，黄芩 15g，黄柏 10g，生地黄 10g，熟地黄 10g，黄芪 30g，芦根（煎汤代水）60g，桃仁 10g，冬瓜子 20g，生薏苡仁 30g。

口服上药 2 天后，患者体温基本恢复正常，咳嗽明显减轻，咳痰色白，量少易出，胸痛基本消失，复查血常规：白细胞 7.9×10^9/L，中性粒细胞百分比 53%。继续治疗 1 周后患者症状明显好转，复查肺 CT，左中下肺异常密度影基本消失。

四、鼾症

鼾症属于睡眠呼吸暂停低通气综合征的一个表现类型，大家所说的"打呼噜"是鼾症的临床典型症状，夜间主要表现为呼吸暂停或低通气，病情严重者可憋醒，还伴有多动、汗出等症状，因夜间睡眠质量差，患者白天多伴有头晕或头痛、疲乏无力、心情烦躁焦虑等症状。西医将其概述为每天晚上在整个睡眠过程中，超过 30 秒的反复呼吸暂停或每小时超过 5 次以上睡眠呼吸暂停低通气指数。本病逐渐发展，可出现肺动脉高压、肺心病、呼吸衰竭、高血压、心律失常、脑血管意外、糖尿病等严重并发症。

1. 历史沿革

鼾症的中医病名缺乏专门的记载，但是关于其典型症状的论述，散见于各家论述。针对鼾声的精简论述，最早见于《素问·逆调论》"不得卧而息有音者"。东汉张仲景在论述"风温病"的时候，涉及"鼾声"，即"鼻鼾"的内容，类似通常所说的"打鼾"的论述，记载了关于鼾症的病因（感受风温之邪）、病机（阴阳俱浮）、症状（汗出、身重、多眠等）等相关内容，虽然与睡眠伴有的打鼾不完全相同，但是对"鼾声"这一呼吸异常有了初步认识。隋代巢元方在《诸病源候论》中第一次提出了关于"鼾眠证"的病名："鼾眠者，眠里咽喉间有声也。"明确描述了"打鼾"在睡眠中发生，并且声音从喉间发出。

2. 病因病机

鼾症发生在于阳气的"多而亢，亢而劳"，"亢"指"亢奋"，"劳"指"衰弱"，多与肝脏功能的正常与否密切相关。他进一步指出，本病初发时以"阳亢"为主，即以邪实为主，其病主要在肝胆、脾胃、肺，与痰瘀、气滞、津停等因素有关；病久以"阳衰"为主，以虚证多见，多责之肾、肺；病程中多见虚实夹杂。

咽喉者，清阳所循于此，达于脑而充养之。阳气太过则熏于咽喉，血凝而成瘀，早期则成肿胀，入眠则气少而滞，气滞则鼾，日久津液留于咽喉或痰瘀阻遏，最终因宗气耗伤过度，咽喉失于充养，在昼则因宗气竭力升提以维持肺气之进出，入眠则阳气内收，宗气势弱，门户坍塌而鼾。鼾症在阳之过则有五脏、六腑之六邪的不同，但多以肝阳上亢为主：或因禀赋肝旺；或因平素饮酒过量，湿热郁滞于肝；或因过食辛辣，滋腻厚味，致痰热生于中焦，犯于肝；或因痰热而肝气亦旺；或因痰火引动肝火；或因肾水不足，对肝木的涵养不足而致肝旺。也可因宗气不足或先天脾虚肺弱，宗气生成无源：饥饱失宜，致脾伤日久；劳倦过度，脾伤不复；思虑过度，脾伤气结；久坐少动，津血滞于肌，逆于脾，均可致使脾伤。另一方面，吸烟，空气污染、咳、喘、哮等肺系疾病也可引起本病。

鼾症病因为五脏六腑功能异常，主要与肝、脾、肺、肾密切相关，发病以火毒内生为主，上逆之火夹痰湿，火伤咽部脉络而肿，咽部脉络不畅，瘀血阻滞，同时痰湿、瘀血又可化火，从而导致病情反复，缠绵不愈。本病在发病时多不被重视，加重后才予诊治，此时病情较重，虚实夹杂。实则皆为火毒犯及咽喉，兼夹痰湿、瘀血，外邪同时犯及肌表，腠理闭塞，亦可加重病情。虚则有二，其一为肺脾气虚，或阴虚火炎，经久化生火毒，随肝气上逆，壅结喉窍，肺脾气虚，宗气生成不足，气血不能运行，病理之邪阻滞于喉间，加重该病；其二为脾肾虚，痰湿无所化，久则化火毒，夹痰湿滞于咽喉，火伤咽喉，咽喉肿胀。

（1）情志不畅

素体情志抑郁，所愿不遂，肝气郁而化热，横逆犯脾（胃），导致胆胃失和，脾不升清，胃不降浊，痰浊内生，循足太阴脾经，沉着于舌下肌肉筋膜之间，久则气血津液滞缓，加之少阳胆气及其太阴脾气升发无力，导致痰浊内阻而致肌肉塌陷，阻塞咽喉，发为鼾症。

（2）饮食不节

脾主升清，肝主疏泄，胃主降浊，倘若嗜食肥甘厚味或者嗜酒，加重肝胆脾胃的负担，久之无力运化而生痰浊，痰浊循足太阴脾经，沉着于舌下肌肉筋膜之间，导致咽喉之气血津液凝结，咽喉开启受阻，发为鼾症。

（3）脾胃虚弱

劳倦太过，失血过多，或疾病不愈，伤及脾胃，或素体脾胃虚弱，或年老命门火衰，温煦无力，导致中焦脾胃斡旋失司，痰浊内生；同时脾胃虚弱，中气不足，少阳胆气升发无力，宗气化生者少，呼吸难司，气不出咽喉之窍，发为鼾症。脾胃虚弱，无力运化精微于咽喉，久之咽喉失其所养，舌下肌肉筋膜萎缩下陷，加之痰浊附着于内，阻塞呼吸之窍，发为鼾症。

（4）房劳过度

房劳过度，肾精亏乏，不能暖脾土，脾土不能运化水湿，痰饮内生，饮郁日久化火毒，阻于咽喉，不能宣散，咽喉阻滞，不得宣畅，血行不通，气血痰瘀皆阻滞于咽喉，加重病情。同时肾虚，虚火上炎，火毒上犯咽喉，不能宣散，亦可加重病情。

总之，鼾症的发病与"阳亢"密切相关，而临床"阳亢"，多责之于"肝旺"，肝气偏旺，则过度克伐中焦，脾气呆滞，湿食积滞，壅于胆腑，从而形成胆胃失和，痰浊壅盛之证候群。因此临床上，可见口苦胸闷、胸胁不舒、食后腹胀、吐酸苦水、口中常乏痰涎、面浮睑肿、形体肥胖等症状。

人在清醒时，神主于外，宗气得以提升、呼吸得以顺畅；倘若阳亢于上，水湿、痰浊、瘀血随之上升，壅于清窍，清窍不利，故白日可见萎靡、疲乏、困倦等症。人在入睡时，神归于内，宗气提升不利，痰浊之邪壅阻，呼吸之气流与痰浊、瘀血相搏而见睡则打鼾，时断时续；阻碍过甚或宗气壅阻过甚，则可导致呼吸停止，引发夜间睡眠不实，反复出现呼吸暂停、憋醒。

3. 辨证论治

鼾症发病主要是与火毒密切相关，虽发病因素涉及多个脏腑，与痰湿、瘀血等相关，但并不意味着单一痰湿、瘀血就可以发病。火毒乃痰郁积久或瘀血日久而化生，火性上炎，火毒之邪熏于上，因咽喉乃肺之门户，火毒无出路，则灼伤咽喉而发肿胀，同时肝主升发，肝气亦可带动火毒升于咽喉头面而出现头面症状，咽喉肿胀同时亦引起咽部气血津液运行阻滞，导致疾病加重。在治疗时，可分标本进行论治，首先以治标证为主，应以普济消毒饮加味治疗，使火毒消散，郁结自然消散，气血津液通畅，咽喉通利；后以温补中焦、益气健脾、温肾固源等方法治疗。在治疗上不能单纯潜阳泻肝火，过于潜阳，则人体痰浊、水湿、瘀血则随之内潜而难以清除；单纯祛痰化浊，而易于动气，导致肝风内动而出现"动风"之证候。因此治疗上，既要利胆以调肝，避免肝阳过亢；又要和胃以祛痰化浊，以免肝风内动。五脏虚损者需反复进行辨证论治，病程较长。具体分证论治如下。

（1）胆胃郁热，痰浊壅盛

主症：寐时打鼾，鼾声重浊，憋醒频发，胸闷痛，口干，口苦，头部汗出，舌体胖大，舌质红，苔白腻，脉弦滑数。

治法：利胆和胃，祛痰化浊。

方药：蒿芩清胆汤加减。

方解：见"咳嗽"一节"胆胃郁热"证型。

（2）肝阳上亢，痰瘀互结

主症：寐时打鼾，鼾声响亮，憋醒频发，昼见头晕头痛，腰膝酸软，心悸健忘，失眠多梦，咽干。舌质红，舌色紫暗或见瘀点，苔微黄腻，脉浮弦滑或涩。

治法：育阴潜阳，化痰散瘀。

方药：镇肝熄风汤加减。药用怀牛膝、代赭石、龙骨、牡蛎、龟甲、白芍、玄参、天冬、茵陈、川楝子、生麦芽、甘草等。

方解：方中怀牛膝归肝肾经，入血分，性善下行，故重用以引血下行，折其亢阳，并有补益肝肾之效；代赭石质重沉降，镇肝降逆，合牛膝以引气血下行，急治其标；龙骨、牡蛎、龟甲、白芍益阴潜阳，镇肝息风；玄参、天冬下走肾经，滋阴清热，合龟甲、白芍滋水以涵木，滋阴以柔肝；肝为刚脏，性喜条达而恶抑郁，过用重镇之品，势必影响其条达之性，故又以茵陈、川楝子、生麦芽清泄肝热，疏肝理气，以遂其性；甘草调和诸药，合生麦芽能和胃安中，以防金石、介类药物碍胃。诸药合用，可平肝木之亢盛，使其不反侮肺金，还可使得壅积于上的气、血、津液随之下降，使火毒自消，咽喉通利。

（3）三阴虚冷，寒湿瘀滞

主症：寐时打鼾，鼾声沉闷，时有憋醒，形体肥胖，昼见头晕昏沉，时时欲睡，睡不解乏，纳呆，眠差，舌质暗红，苔薄白微腻，脉濡滑。

治法：温脏散寒，化瘀泄浊。

方药：乌梅汤加减。药用黑附子、花椒、桂枝、细辛、黄连、黄柏、当归、人参、乌梅等。

方解：乌梅汤出自张仲景《伤寒论》，为厥阴病之主方。一部分鼾症患者的病因病机为"三阴虚冷，阳明郁火"，三阴即"厥阴、太阴、少阴"，肝脾肾三脏虚冷，阳气温煦不及，会导致胃肠功能失司，五谷不化，积滞而化热，形成"阳明郁火"之证候。鼻部又隶属阳明，阳明火热灼鼻腔气道，使鼻腔红肿、狭窄，发为鼾症。笔者以乌梅汤治疗鼾病此证，其中黑附子、花椒温肾阳，助命火，以桂枝温通心肝之阳气，以干姜温脾阳，使三阴之虚冷得温而解。再以细辛开路以沟通上下，以上诸辛温之品逐寒而养阳。黄连清心胃之火，黄柏坚阴，清泄相火，两者兼能燥湿入胃，以除因湿而郁于阳明之热，黄连兼厚肠胃，使中气升降调和。当归、人参以调血扶气，开源补虚，驾御以上寒热诸药以为用。乌梅以调和肝经气血，敛相火之上炎，达风气以疏泄。"三阴虚冷，阳明郁火"之证得以纠正，故病自除。

（4）肺脾气虚，呼吸失主

主症：寐时打鼾，时有憋醒，昼见昏沉欲睡，胸闷，气短，动则气促，汗出，咽中痰滞，食少便溏，脘腹胀满。舌质淡暗，苔薄白微黄，脉沉细无力。

治法：健脾补肺，升阳利窍。

方药：升阳益胃汤加减。药用黄芪、人参、白术、茯苓、甘草、半夏、陈皮、黄连、泽泻、羌活、独活、防风、柴胡、白芍等。

方解：升阳益胃汤为补脾益肺清热除湿之剂，用于治疗饮食失节，食滞胃脘，喜食寒凉导致脾的升清与运化功能失常，机体产生水湿，久之湿郁化热等多种疾病。方中补气药与升阳药配伍，升阳降浊，补中寓升；健脾药与利湿药配伍，清热祛湿，标本兼治；升阳药与渗利药同用，补中有泻。黄芪，大补脾肺之气，并升阳举气；人参、白术、茯苓、甘草、半夏、陈皮为六君子汤的组成，具有补益脾胃、化痰祛湿的作用，畅中焦之气，使补而不滞，助黄芪升阳除湿；黄连可以清解湿郁日久所化之热，也防止本方过于温燥；泽泻淡渗利水，助清热祛湿之功，引湿热从小便而出，使浊阴下降；羌活、独活、防风属风药，能胜湿。柴胡可引清阳上行；白芍性味酸收，可以防止本方过于温燥损伤阴液，同时防止肝木克脾土。所以此方可以健脾益肺，清热除湿，恢复人体正常脾胃生理功能。

4.验案举隅

患者男性，45 岁。

患者 6 年前开始出现打鼾，伴有呼吸暂停，曾应用呼吸机治疗，但效果不理想，为求中医治疗就诊。现症：打鼾，饮酒及劳累后加重，胸闷，气短，时觉口中黏腻，口苦，胁肋胀满，腹胀，喜食肥甘，时觉乏力，疲惫，精力不充，纳可，睡眠差，小便可，大便溏，舌质淡胖，边有齿痕，苔淡黄腻，脉沉弦。

中医诊断：鼾症。

辨证：胆胃郁热，浊气上冲。

治法：清胆和胃，泄浊止鼾。

方药：蒿芩清胆汤加减。

组成：青蒿20g，黄芩10g，姜半夏6g，竹茹20g，茯苓15g，甘草10g，大青叶15g，滑石20g，枳壳15g，陈皮10g，石菖蒲15g，郁金20g，丹参20g，薄荷10g。

7剂，水煎取汁，每日2次口服。

复诊：患者打鼾、胸闷气短、口中黏腻感、胁肋胀满减轻，口苦好转，仍有乏力，时觉疲惫，纳可，睡眠改善，二便正常，舌质淡，舌边齿痕减少，苔白，脉沉。

中医诊断：鼾症。

辨证：脾胃气虚，咽喉不利。

治法：健脾益气，利喉止鼾。

组成：黄芪20g，人参10g，白术15g，炙甘草10g，升麻7g，防风5g，羌活10g，独活10g，白术20g，黄连5g，法半夏7g，炒神曲10g，茯苓15g，葛根10g，苍术15g，郁金15g，石菖蒲15g。

10剂，水煎取汁，每日2次口服。

15日后，患者打鼾症状明显减轻，疲乏无力感消失，腹胀等症减轻，二便正常，舌质红，苔淡黄，脉滑。

按语：鼾症究其根本是"多而亢，亢而劳"，若脏腑功能失常，浊气过多，无路出行，则上行于咽喉，而作"鼾"；反复打鼾，浊气过盛，咽部疲劳，形成劳损。故在治疗过程中先行散邪、疏导，去除脏腑之浊气，而后根据脏腑虚损辨证调补，可同时加入益气化瘀中药，以改善咽部气血瘀滞。

五、内伤发热

发热按原因分外感和内伤。按程度分可分为高热、低热。外感发热因感受外邪而起，发病较急，病程较短，发热时常伴有恶寒，其寒虽得衣被而不减，一般为持续发热，外邪不除则发热不退，起病初期常有头痛、鼻塞、脉浮等症。属于温热病一类的外感发热，尚有热势亢盛、易于传变的特点。内伤发热是以内伤为病因，脏腑功能失调，气血阴阳亏虚为基本病机的发热。高热是指由于外感或内伤导致体温骤升（多在39℃以上），以身体灼热、烦渴、脉数为主要临床表现的一种内科急症。如伤寒中的太阳、少阳、阳明高热，温病卫气营血各阶段的高热或内伤杂病过程中出现的高热。而内伤发热多由脏腑阴阳气血失调，郁而化热所致，高热之前多有低热，发病缓，病程长，临床多伴有内伤久病虚性证状，如形体消瘦、面色少华、短气乏力、舌质淡、脉数无力等。

1. 历史沿革

《黄帝内经》关于内伤发热的记载，其中以对阴虚内热的论述较详。《素问·调经论》言"阴虚则内热"，并谓其病机是"有所劳倦，形气衰少，谷气不盛，上焦不行，下脘不通，胃气热，热气熏胸中，故内热"。在治疗上，《素问·至真要大论》提出了"诸寒之而热者取之阴"的原则。《素问·刺热论》详述五脏热病的症状及预后，为后世辨五脏热奠定了基础。《金匮要略·血痹虚劳病脉证并治》对虚劳所表现的"手足烦热"，以小建中汤进行治疗，开创了甘温除热法治疗虚劳发热的先河。《诸病源候论》有不少关于内伤发热的记载，如《虚劳客热候》云："虚劳之人，血气微弱，阴阳俱虚，小劳则生热，热因劳而生。"指出了热因劳生的特点。《虚劳热候》论阴虚发热的病机为："虚劳而热者，是阴气不足，阳气有余，故内外生于热，非邪气从外来乘也。"在《外台秘要》第十六卷、《太平圣惠方》第二十九卷，均载有治虚劳发热的方剂。《小儿药证直诀》在《黄帝内经》五脏热病学说的基础上，提出心热用导赤散、肝热用泻青丸、脾热用泻黄散，并将肾气丸化裁为六味地黄丸，为阴虚内热的治疗提供了一个重要方剂。金元时期，李东垣在《脾胃论》中指出，脾胃气衰，元气不足，会导致阴火内生。提出"惟当以辛甘温之剂补其中而升其阳，甘寒以泻其火"的治疗原则，拟定补中益气汤作为治疗的主要方剂，使甘温除热的治法具体化，对气虚发热的辨证治疗做出了重要贡献。李氏又在《内外伤辨惑论》里提出以当归补血汤治疗血虚发热，并对内伤发热与外感发热的鉴别作了明晰的论述。朱丹溪对阴虚发热有较前深入的论述。《丹溪心法》指出"人身诸病，多生于郁"，创立气郁、血郁、湿郁、痰郁、热郁、食郁六郁之说，对内伤发热的病机及治法有所补充。秦景明最先明确提出"内伤发热"这一病证名称。《症因脉治》将内伤发热分为气分发热及血分发热两大类，除选录古方治疗外，还补充了血虚柴胡汤等四个治疗内伤发热的方剂。《证治汇补》将外感发热之外的发热分为郁火发热、阳郁发热、骨蒸发热、内伤发热(主要指血虚及气虚发热)、阳虚发热、阴虚发热、血虚发热、痰证发热、伤食发热、瘀血发热、疮毒发热十一种，分别列有治疗方剂，对发热的类型做了比较全面的归纳。《医学心悟》把外感之火称为贼火，内伤之火称为子火，认为治疗内火主要有四法：达，"所谓木郁则达之，如逍遥散之类是也"；滋，"所谓壮水之主，以制阳光，如六味汤之类是也"；

温，"经曰劳者温之，又曰甘温能除火热，如补中益气之类是也"；引，"以辛热杂于壮水药中，导之下行。所谓导龙入海，引火归原，如八味汤之类是也"。王清任对瘀血发热的辨证及治疗有重要贡献，《医林改错》谈到瘀血发热可表现为"身外凉，心里热""晚发一阵热"以及午后和前半夜发烧等情况，新拟血府逐瘀汤作为治疗瘀血发热的主要方剂。唐容川《血证论》也谈到了瘀血发热的多种表现及治疗。由于王、唐二人的努力，使内伤瘀血发热的证治渐趋完善。

2. 病因病机

（1）阴虚

素体阴虚，或热证日久伤阴，或误用、过用温燥，导致阴液亏损，不能制火，阳亢乘阴，阴虚内热。

（2）血虚

久病心肝血虚，或脾虚不能生血，或各种血证慢性失血过多，以致营血亏虚。而其本属阴，阴衰则阳胜，因而引起发热。

（3）气虚

过度劳累、饮食失调，导致脾胃气虚，因而引起发热。其病机或为气虚而虚阳外越，或为气虚而阴火上冲，或为气虚而卫外不固，营卫失和。

（4）阳虚

平素阳气不足，或寒证日久伤阳，或误用、过用寒凉，以致肾阳虚衰，阴寒内盛，或为戴阳，或为格阳，虚阳浮于外而见发热。

（5）气郁

情志抑郁、气郁化火，或恼怒过度、肝火内盛，导致发热，皆为五志之火。

（6）瘀血

气滞不行、气虚不运、寒凝经脉、热邪迫血、跌扑损伤以及血证出血等多种原因均可导致瘀血内结；瘀血停积于体内，使气血不通，营卫壅遏，引起发热。

（7）湿郁

外感湿邪者属外感发热的范畴，内伤者则由脾虚引起，脾胃阳气不足，不能运化水谷，水湿停留，久则郁而化热，引起内伤湿郁发热。

从以上病因病机中可以看出，气血阴阳虚损导致的发热为虚证，气郁、瘀血、湿郁所引起的发热为实证，但是这些实证往往引起脏腑阴阳气血的进一步失调，造成正虚邪实的局面，以致在临床上表现为低热缠绵，长期不愈。

3. 辨证论治

（1）病在卫分

主症：高热，兼见微恶寒而发热，伴口渴，汗出，脉浮且数，舌红，苔薄白或薄黄。

治法：辛凉宣透。

方药：银翘散加减。药用金银花、连翘、竹叶、薄荷、荆芥、豆豉、桔梗、牛蒡子、甘草、芦根等。

方解：方中金银花、连翘清热解毒，辛凉透表，为主药；竹叶清热除烦，薄荷、荆芥、豆豉辛凉宣散，透热外出，为辅药；桔梗、牛蒡子、甘草宣肺止咳，利咽散结，因温邪化热最速，容易伤津耗液，故又配芦根甘凉质润，清热生津止渴，以上均为佐药。合而成方，既可辛凉透表，清热解毒，又可利咽止咳，生津止渴。

（2）病在气分

主症：壮热不寒，口大渴，脉洪大而数，舌红，苔黄燥。

治法：清热解毒。

方药：白虎汤加减。药用生石膏、知母、粳米、甘草等。

方解：本方以生石膏配知母清胃泻火；粳米、甘草和胃生津。可加金银花、连翘、黄连、芦根清热解毒。若大便秘结，加大黄、芒硝通腑泻热；若发斑疹，加犀角（水牛角代）、玄参、牡丹皮清热凉血。

（3）病入营血

主症：高热入夜为甚，兼见谵语神昏，斑疹隐隐，入血则高热兼见齿衄、鼻衄、吐血、便血，甚至昏迷、抽搐、斑疹显露，脉细数，舌绛少津等。

治法：清热透营，凉血解毒。

方药：清营汤合犀角地黄汤加减。药用犀角（水牛角代）、玄参、生地黄、麦冬、金银花、连翘、黄连、竹叶心、丹参等。水牛角清解营分热毒，为主药；玄参、生地黄、麦冬清热养阴，为辅药；佐以金银花、连翘、黄连、竹叶心清热解毒，丹参活血散瘀，清热凉血。

1）阴虚证（阴虚发热）

主症：午后潮热或夜间发热，发热不欲近衣，手足心热，烦躁盗汗，口燥咽干，失眠多梦，舌质红，干燥少津或有裂纹，苔少或无苔，脉细数。

治法：滋阴清热。

方药：青蒿鳖甲汤加减。药用生鳖甲、青蒿、知母、牡丹皮、生地黄、玄参、龟甲、地骨皮等。

方解：青蒿鳖甲汤方中鳖甲咸寒，滋阴退热；青蒿苦辛而寒，其气芳香，清中有透散之力，清热透络，引邪外出。两药相配，滋阴清热，内清外透，使阴分伏热而有外达之机，共为君药。如吴鞠通自释："此方有先入后出之妙，青蒿不能直入阴分，有鳖甲领之入也；鳖甲不能独出阳分，有青蒿领之出也。"知母苦寒质润，滋阴降火，共助鳖甲以养阴退虚热，为臣药。牡丹皮辛苦性凉，泻血中伏火，以助青蒿清透阴分伏热，为佐药。诸药合用，共奏养阴清内热之功。心烦失眠，加酸枣仁、柏子仁；盗汗明显，加浮小麦、麻黄根。

2）血虚内热证（血虚发热）

主症：发热，热势或低或高，头晕眼花，身倦乏力，面白无华，唇甲色淡，心悸不宁，身倦乏力，舌质淡，苔薄白，脉弱。

治法：补益气血。

方药：归脾汤加减。药用人参、黄芪、炙甘草、炒白术、龙眼肉、当归、生薏苡仁、茯神、远志、酸枣仁、木香、生姜、大枣等。

方解：此方主于滋血，故以人参为君，人参、黄芪、甘草、白术皆补脾，脾厚而不生湿则生血矣；龙眼肉甘补滋润，所以为生血之佐；当归以厚肝之脏；生薏苡仁以节心之用；茯神、远志以止心之安。血虚较甚者可加熟地黄、枸杞补益精血；发热较甚者可加银柴胡、白薇退虚热。

3）气虚发热证

主症：发热，热势或低或高，常在劳累后发作或加剧，倦怠乏力，短气懒言，食少便溏，自汗，易于感冒，舌质淡，苔薄白，脉弱。

治法：益气健脾，甘温除热。

方药：补中益气汤加减。药用黄芪、人参、炙甘草、白术、当归、陈皮、升麻、柴胡等。

方解：方中黄芪为君，其性甘温，补益中气，固表升阳，为君药；人参味甘补虚，大补元气，炙甘草补脾益气，健脾和中，二者共为臣药。君臣相伍，黄芪走表，人参补里，炙甘草建中，三药同用，可以补益周身之气。佐以白术，健脾益气，燥湿利水，助脾胃运化，使气机周转，同时可除胃中之热。气血同为脾胃所化生，脾气不足，气血亏虚，故佐以当归，用于补血、和血脉，与黄芪同用，气血双补，血能载气，使所补之气有所依附。陈皮理气健脾，以防气血停滞。气虚发热为胃中清气在下，阴火内生所致，故少佐升麻、柴胡，升阳举陷，引黄芪、人参、炙甘草之气上升，使胃气恢复其本位。炙甘草调和诸药，亦为使药。本方可用于脾胃气虚，清气留于阴位，阴火内生，气虚失于固护肌表所导致的内伤发热。诸药合用，补益中焦脾胃之气，同时升提下陷之气，全方用药皆为辛甘温之品，以除大热。自汗较多加浮小麦、牡蛎；时冷时热加桂枝、白芍；大便稀薄、手足欠温加干姜、肉桂。

4）阳气亏虚证（阳虚发热）

主症：发热而欲近衣，形寒怯冷，四肢不温，头晕嗜卧，腰膝酸痛，舌质淡胖或有齿痕，苔白润，脉沉细或浮大无力。

治法：温补肾阳。

方药：肾气丸加减。药用熟附子、桂枝、熟地黄、山萸肉、山药、泽泻、茯苓、牡丹皮等。

方解：肾气丸又名八味丸，首载于《金匮要略》，原文中主要治疗肾虚腰痛、痰饮、消渴、脚气等病证，虽主治病证较多，但其总以肾虚、阳气不足、水液失调为主，专为肾阳不足之证而设，以补益肾阳为用。本方以《素问·三部九候论》中"虚则补之"以及《素问·阴阳应象大论》中"少火生气"为理论依据，以"益火之源，以消阴翳"为具体治则。方中附子辛热，其性善走，外可祛肌表之寒，内可温下元之寒，为温阳诸药之首；桂枝可温经通脉，助阳化气。二药合用补阳气之虚，助气化之用。肾为先天之本，主藏精，精能化气，即是肾气之意，附子、桂枝虽能温阳化气，但阳气之源在于阴精。熟地黄为滋补阴血之上品，配伍山萸肉、山药益肝脾而充精血。《类经》云："善补阳者，必于阴中求阳，则阳得阴助而生化无穷。"原方中温阳之药量轻，而补阴之药量重，是用少火以生气，《医宗金鉴》："此肾气丸纳桂、附于滋阴剂中十倍之一，意不在补火，而在微微生火，即生肾气也。"精本属阴，其质最重，藏于肾中。水为阴邪，喜占阴位，若邪水占于阴位，则精无所藏，故用泽泻、茯苓以通调水道，用以逐邪水，辅以桂枝温化膀胱，使邪水从小便而出。牡丹皮清泄肝火，泽泻、茯苓、牡丹皮三药合用，以协调肝脾肾三脏，与熟地黄、山萸肉、山药相辅相成，补中有泻，以泻助补。本方诸药合用，滋而不腻，温而不燥，补阴之虚以生气，助阳之弱以化水，使肾阳振奋，气化复常，则诸症自除。短气乏力加人参补益元气；大便稀薄加干姜、白术温健中阳；五更泻者加五味子、肉豆蔻补肾固摄。

5）气机郁滞证（气郁发热）

主症：发热或为低热或潮热，热势常随情绪变化而起伏，精神抑郁，烦躁易怒，胸胁闷胀，口干而苦，纳食减少，大便秘结，舌红，苔薄黄，脉弦数。

治法：疏肝解郁，清肝泻火。

方药：丹栀逍遥散加减。药用柴胡、白芍、当归、白术、茯苓、炙甘草、牡丹皮、栀子、生姜、薄荷等。

方解：方中柴胡为君，能平厥阴之邪热，长于疏肝解郁，使肝气条达，郁热得解，为君药。白芍味酸，养血柔肝，当归辛温，养血补血，两药合用为臣，使营阴得养。白术、茯苓、炙甘草为佐，益气健脾，营血得以化生，同时实土以防木乘。佐以牡丹皮和血凉血以泻血中伏火，栀子清解三焦之郁火，两者合用以凉血清肝。生姜辛散开郁，助当归、白芍调畅气血；薄荷味辛，助柴胡透达肝经之郁热；炙甘草缓肝之急，调和诸药为使。诸药合用，使肝郁得解，血虚得养，肝脾同调，诸症自愈。发热甚者加地骨皮、白薇退虚热；气郁甚者加香附、郁金、青皮疏肝理气。

6）血瘀证（血瘀发热）

主症：午后或夜间发热，或自觉身体某些部位发热，口燥咽干，但欲漱水不欲咽，肢体或躯干有固定痛处或肿块，面色萎黄或灰暗，皮肤粗糙甚至肌肤甲错，手足心热，虚烦盗汗，腰膝酸软，舌质青紫或有瘀点、瘀斑，少苔或苔薄白，脉弦或涩。

治法：活血化瘀。

方药：血府逐瘀汤。药用桃仁、红花、赤芍、川芎、牛膝、生地黄、当归、桔梗、枳壳、柴胡、炙甘草等。

方解：本方证病位在胸中，病机重点是血瘀，兼有气滞，治当以活血化瘀为主，行气止痛为辅。本方系由桃红四物汤（以生地黄易熟地黄，赤芍易白芍）加柴胡、枳壳、桔梗、牛膝、甘草组成。方中桃仁破血行滞而润燥，红花活血祛瘀以止痛，共为君药。赤芍、川芎活血祛瘀，牛膝去瘀血、通血脉，并能引血下行，皆为臣药。生地黄、当归益阴养血的用意有二：一为瘀阻经络，阻碍新血产生；二为活血化瘀之品，有伤血之虑。桔梗、枳壳一升一降，行气宽胸，桔梗并能载药上行。柴胡疏肝解郁，与桔梗、枳壳同用，尤擅理气行滞，使气行则血畅，以上均为佐药。甘草缓急止痛，调和诸药，为使药。全方配伍具有以下特点：一是活血与行气相伍，既行血分瘀滞，又解气分郁结，体现气行则血行；二是祛瘀与养血同施，则活血而无耗血之虑，行气又无伤阴之弊；三为升降兼顾，条畅气机，既能升达清阳，又可降泄下行，使气血和调。合而用之，使血活瘀化气行，为治胸中血瘀证之良方。热势甚者可加秦艽、白薇、牡丹皮清热凉血。

7）湿郁发热

主症：低热，午后热甚，胸闷、身重，纳少，呕恶，口不渴，或饮入即吐，大便稀薄或黏滞不爽，苔白腻或黄腻，脉濡或略数。

治法：宣化畅中，利湿清热。

方药：三仁汤加减。药用杏仁、白蔻仁、薏苡仁、半夏、厚朴、滑石、通草、竹叶等。

方解：方中杏仁辛开苦降，开肺气，气行则湿化，以宣利上焦；白蔻仁芳香苦辛，行滞化湿，以健运中焦；薏苡仁甘淡，渗利湿热，以疏导下焦，共为主药。再以半夏、厚朴辛散苦降入中焦，行气散满，除湿消痞；滑石、通草、竹叶淡渗湿热，以辅佐主药。诸药相合，宣上、畅中、渗下，共奏燥湿健脾、和胃降逆、宣畅气机之功，治疗因湿热内蕴、脾胃不和、气机不畅而致的内伤发热。湿郁化热阻滞少阳枢机，症见寒热如疟，寒轻热重、口苦呕逆者，加青蒿、黄芩清解少阳热邪。

4. 验案举隅

患者女性，45 岁。

患者因"间断发热 2 个月余"于 2023 年 3 月 29 日就诊。该患者 2 个月前因感寒而出现发热，自行口服退热药物（具体用药不详）后症状好转，停药后症状又发。现症：间断发热，体温 37 ～ 38℃，以午后发热为主（口服中药控制，具体不详），自觉鼻腔、胸腔内发热，脱发，纳眠可，大便溏，小便如常。

中医诊断：内伤发热。

辨证：肾气不足，邪伏少阴。

西医诊断：发热待查。

治法：温补肾阳。

方药：肾气丸加减。

组成：熟地黄 20g，山药 15g，山萸肉 10g，茯苓 10g，泽泻 10g，牡丹皮 10g，桂枝 10g，炙甘草 10g，熟附子 10g，细辛 5g，防风 15g。

按：患者药后热退，鼻腔及胸腔内发热明显好转，大便成形。

六、哮病

哮病是一种发作性的痰鸣气喘疾患，发作时以喉中哮鸣有声、呼吸急促困难为特征，甚则喘息不能平卧。本病反复发作，迁延难愈，是临床肺系疾病中的常见病、多发病、难治病。

笔者在总结前人对哮病病因病机认识的基础上，结合多年临床经验，考虑东北之地严寒的特点，突破传统"伏痰"理论，以《素问·咳论》"五脏六腑皆令人咳"为基础，拓展了哮病理论，提出"五脏六腑皆令人哮"，认为脏腑阴阳失衡，功能失调，皆可导致哮病的发生，丰富了中医肺病的理论体系。哮病的病机关键为"火"，火热致哮有五脏之虚火，有六腑之实火，脏腑相干，火热冲逆犯肺，发为哮病。哮病发病多因先天禀赋不足或后天失养，导致肺脾气虚，卫阳不足，腠理不固，加之饮食、情志、外感等诱因引发五脏六腑之火（热），火（热）邪上扰肺之腠理，火（热）邪熏浊，肿生挛起，津液气化不利，遇火（热）成痰，气道狭窄，肺气遇热奔迫而出，引起喘促，伴喉间哮鸣有声，呼气困难，胸闷，甚则口唇发绀，发生昏厥。

1. 历史沿革

对于哮病，早在《黄帝内经》中就对其发作时的病因病机及症状有较为具体的阐述。如《素问·通评虚实论》云："乳子中风病热，喘鸣肩息。"东汉时期虽然没有"哮病"这一病名，但在《伤寒论》《金匮要略》中"喘家""咳逆上气"等记载，明确地指出了症状以及相应的诊治方法，同时指出了哮病的发病与伏饮、痰浊等邪气有直接的关系，并创立了小青龙汤、桂枝加厚朴杏子汤、射干麻黄汤、越婢加半夏汤等诸多名方，至今仍有效指导着临床上哮病的治疗。直至南宋医家王执中的《针灸资生经》一书问世，哮病开始作为明确的病名出现。随着时间的推移，至金元时期朱丹溪著《丹溪心法》，"哮喘"开始作为独立的病名出现成篇，并认为哮喘"专主于痰"，治疗主张急则治其标，缓则治其本，其观点深深影响着后世医家。明代医家虞抟提出"哮以声响言，喘以气息言"，提出了哮与喘的区别。清代医家李用粹在前人的经验上，对于哮病的认识又有了新的进展，他于《证治汇补》一书中云："因内有壅塞之气，外有非时之感，膈有胶固之痰，三者相合，闭拒气道，搏击有声，发为哮病。"伏痰于内，胶结不去，成为哮病发病之宿根，若遇外感，新感引动伏痰，痰随气动，壅滞于肺，引发哮病。后世医家则认为"哮必兼喘"，二者在临床上可同时治疗，故将其统称为"哮喘"。

2. 病因病机

哮病的基础是脾胃不足，尤在胃的损伤。脾胃为气血生化之源，气血即营卫，而营卫以中焦脾胃运化的水谷精微为源泉。脾胃损伤，一则出现脾不升清，胃不降浊，中焦困滞不能斡旋；二则出现营卫不足，同时土不生金，肺气更不能宣降，导致营卫的行迟郁滞，郁热成火犯肺，出现气逆不降。卫气先弱，腠理不固，邪气干之，干之则气化升降出入皆逆，而逆之则气乱。亦有气机先乱，而腠理之开合无度，卫阳不得充之，邪气亦乘而干之者。若中焦脾弱不足以运化水湿，则湿郁中焦，亦或素体肥胖，又嗜食肥甘厚味，脾胃运化不及，形成中焦湿热内伏之态，肺湿郁于中，成痰饮阻于气道。若湿热内伏于中，外有腠理闭塞，营卫瘀滞，下焦命门之火不走少阳，而走三焦，犹如油面相合，形成焦灼之态，火遇湿则愈炽愈烈，湿遇火则愈发弥漫散布，形成三焦火旺之态，湿热内阻，三焦失职，上干于肺之腠理，火邪熏灼，肿生挛起，肺气遇热疾奔狭道，哮病乃作。

笔者经多年临床实践与研究，由"五脏六腑皆令人咳"延伸及扩展，提出"五脏六腑皆令人哮""哮病主于火"的临床理论。"哮病主于火"的理论来源于《素问·阴阳别论》中"阴争于内，阳扰于外，魄汗未藏，四逆而起，起则熏肺，使人喘鸣"。当火邪熏灼脏腠表面之腠理时，若卫气充实，腠理固密，卫外有权，则火邪不会乘虚而入，腠理不会肿胀、挛急，此时火邪煎津成痰，形成痰热咳嗽或肺热咳嗽，若血败肉腐则形成肺痈等局部病变。倘若治疗不及时，致使肺虚，腠理不固，火邪乘之于肺，则产生以下病变。第一，热盛则肿，热盛则挛，火邪于肺虚、腠理不固之时，乘之于肺，气道（肺管）之腠理为火邪熏灼，肿生挛起，气道狭窄。第二，热则气逆，热则津结，气化不行，津随逆气上行，寻空虚之腠理渗于外，遇热而为痰，滞于气道，气道阻滞更甚。第三，火性炎上，火为心主，肺居上焦，易为火乘，心肺相连，心火易于干肺，肺气遇热奔迫，复因气道窄狭，或加痰阻，肺气出入艰难，发则哮鸣。

（1）外感因素

本病外因多责之风寒、风热及花粉、烟尘、异味、雾霾等因素。

1）风寒束表，卫阳内郁，命火升腾

寒邪收引、凝滞，风寒侵袭体表腠理，寒则皮肤急而腠理闭，腠理闭塞，卫阳被郁，不能畅通而为热。或者风寒直入于肺，肺之腠理因寒而收引、凝滞，则肺气受阻，无力宣散卫气，卫气内郁而化火，同时命火升腾，催动卫阳祛邪外出，加之卫阳被郁而生热，阳热之气内郁，无法畅通，内积而生火，火起气道挛急，气道狭窄。同时卫阳被郁，肺卫宣发有余，肃降不足，则气机逆而上行，内夹津液，寻空虚之腠理渗透于外，聚而因热生痰，痰阻气道。肺气因热而奔迫上行，加之气道狭窄，或加痰阻，攻冲于内而难以出入，发为喘鸣。

2）风热袭表，内蕴干肺

外感风热，风热袭表，热则皮肤缓而腠理开，表散不及，风热由表入里，内蕴于肺，热盛则肿生挛急，气道腠理因热结，结则肿痹，肿痹则热气怫郁，热气内积而火邪内生。火热之邪内灼肺津，煎津成痰、成饮，阻于肺之腠理。肺气因热熏而奔迫，加之肿生挛急，痰饮阻于气道，气道狭窄，肺气出入艰难，发为哮鸣。

3）接触花粉、烟尘、异味、雾霾等

花粉、烟尘、异味、雾霾等邪气侵袭、附着于肺之腠理，导致腠理致密不通，卫气不能外达，肺卫奋起抗邪，外散不得，内郁而化热，积阳之热气而生火，加之气道腠理致密不通，不通则狭窄，肺气因热而奔迫，气道因热肿生挛急，气道狭窄，肺气出入艰难，发为哮鸣。

4）外感伤寒

外感伤寒，六经传变而从火化，即外因导致腠理闭塞，肺卫难以外散御邪，内郁而化热，阳热怫郁，积阳之热气而生火，火邪侵袭气道之腠理，热胜则肿生挛急，气道狭窄，或因气逆而气化不行，津停成痰，痰阻气道，则肺气出入艰难，发为哮鸣。

（2）内因

五脏六腑皆令人哮，本病在内多是由于他脏相干为病。

1）五脏

五脏藏精气而不泻，受邪则脏病精泻。五脏病以虚火多见，在肺或素有肺热，或肺气亏虚，肺阴煎灼；在肝因忧思郁结恼怒，有太过与不及之两端，太过则肝阳亢盛化火，不及则肝阴不足，虚火内生；在脾或忧思过度，饮食不节，贪食冷饮肥甘，损伤脾阳，健运无力，失于升清降浊，或脾虚夹湿，脾经火伏；在心者，火气通心，心肺相连，或肝肾不足，君火妄动，或心液耗伤，心经火热。

2）六腑

六腑传化物而不藏，病于传化不力，积滞化热，故六腑病以实火居多。胆属少阳，为气机升降之枢纽；胃为阳土，最恶燥热；三焦为气机通道；肠腑为糟粕停滞的末路。若诸腑传导不及，存有壅塞，则实火内生，上干五脏之华盖，引动哮病发作。

3. 辨证论治

治则：发时治标，平时治本。

治标：①外感：重在发散表邪，清泄肺热，化痰平喘。②内伤：重在泻火清肺，化痰平喘。

治本：健运脾胃，补肾固本。

（1）发作期

1）胆胃郁热

主症：喘促，喉间哮鸣，咳嗽、咯痰，痰色白，量多，易咯出，胸闷气短，口苦，咽干，腹胀，舌质红，苔黄腻或兼见杂色，脉弦滑数。

治法：清胆和胃，降逆平喘。

方药：清胆止哮汤。药用青蒿、黄芩、大青叶、厚朴、杏仁、黄连、姜半夏、竹茹、枳实、茯苓、陈皮、炙甘草等。

本方以蒿芩清胆方为底方，为治少阳胆热偏重兼有湿邪痰浊内阻之证。方中青蒿苦寒芳香，辟邪化浊，伍黄芩共清解少阳胆热，复用温胆汤（赤苓易茯苓）清热化痰，和胃降逆。大青叶清热解毒，厚朴为温中下气之要药，下气化湿除满，合杏仁宣降肺气止咳，再加黄连清热。综合全方，可使胆热清、痰湿化、气机畅、胃气和，则诸症均解。脘痞，面色潮红，目赤，流清涕加滑石、车前子、麻黄、连翘、赤小豆；气虚加黄芪、人参；痰色黄量多，可加浙贝母、胆南星。

2）肠胃湿热

主症：喘促，喉间哮鸣，咳嗽、痰多，色黄质黏，易咯出，胸闷气短，口苦，口干，口中异味，鼻中干燥，腹胀，大便质干或排便困难或便质黏腻，舌红，苔腻，脉滑数或沉实。

治法：通腑泻浊，化痰平喘。

方药：泻浊止哮汤。药用生大黄、枳实、黄连、黄芩、浙贝母、茯苓、泽泻、神曲、知母、炒白术等。

方解：阳明为多气多血之腑，大黄不仅能泻热通便，荡涤胃肠之积滞，且能活血行瘀，从而有利于推陈致新，使胃肠功能恢复，生用其气更锐。枳实下气消痞，黄连、黄芩苦寒清泄，合大黄直折其热，泻火解毒，燥湿泻热。浙贝母清肺化痰。知母清热泻火，滋阴润燥。炒白术苦温燥湿，有促进脾阳运化水湿的功能，茯苓、泽泻理脾渗湿，使湿从小便而去，三者共用，则湿不内生，脾亦不为湿所困，脾胃之功能乃易于恢复。神曲健脾和胃以助消化，多药共用，清肠胃湿热，化痰平喘。腹胀加厚朴；痰色黄、量多可加桑白皮。

3）肝阳偏亢

主症：喘促，喉间哮鸣，咳嗽，无痰或少痰，头晕耳鸣，两目赤涩，面色红赤，心烦易怒，两胁灼痛，四肢凉，口燥咽干，舌红，苔薄黄干，脉弦长有力。

治法：清热息风，育阴平喘。

方药：息风止哮汤。药用生龙骨、生牡蛎、牛膝、代赭石、生龟甲、玄参、天冬、白芍、茵陈、川楝子、生麦芽、生甘草、厚朴、杏仁、黄连等。

方解：本方以镇肝熄风汤为底方，方中龙骨、牡蛎潜阳降逆，重用牛膝引血下行，折其亢阳，并能滋养肝肾，代赭石其质重收，能降气镇逆，并能平肝潜阳，上述四药合用，镇肝息风，潜阳降逆，为急则治标之法。龟甲、玄参、天冬、白芍滋养阴液，使阴足则能制阳，肝阳不亢，则肝风自息，为治本之法。上述诸药合用，镇肝潜阳，柔润息风，标本同治。但肝性喜条达而恶抑郁，若单用重镇、滋润之品，则易影响其条达之性，故方中又以茵陈、川楝子、生麦芽三药清泄肝阳之有余，条达肝气之郁滞，使肝气条达，疏泄正常，则阳亢自平。生甘草调和诸药，与麦芽相伍，并能和胃调中，以减少药物碍胃之弊。厚朴温中下气，化湿除满，合杏仁宣降肺气止咳，再加黄连清热。诸药合用，镇肝潜阳，育阴平喘，为标本同治之良方。兼有心火者，可加黄连、紫石英。

4）痰热阻肺

主症：喉中痰鸣如吼，咯痰黄稠，胸闷，气喘息粗，甚则鼻翼扇动，烦躁不安，汗出，口渴喜饮，面赤，口苦，小便短赤，大便秘结，舌质红，苔黄腻，脉滑数。

治法：清热宣肺，化痰定喘。

方药：清肺止哮汤。药用麻黄、杏仁、桑白皮、黄芩、苏子、半夏、款冬花、白果、炙甘草、生石膏等。

方解：本方以定喘汤为底方，方证为风寒外束，痰热内蕴，治宜宣降肺气，定喘化痰。方中麻黄宣降肺气，既能定喘，又能解表，杏仁降逆平喘，两药配伍，宣肺化痰，定喘之功更强；桑白皮、黄芩清肺热而止咳平喘。这两组药物配伍，一以宣肺降逆，一以清热化痰，使表证得解，痰热得清，以消除致病之因。苏子、半夏、款冬花降气平喘，止咳化痰，与麻黄、杏仁配伍，一宣一降，以加强宣肺化痰平喘之功。白果味甘性涩，其作用有三，既化痰浊，又敛肺平喘，还与麻黄配伍一开一收，既可加强止咳平喘之功，又能防止麻黄过于耗散之弊。甘草调和诸药，兼以化痰，加生石膏增强清热之功。总之，本方宣、清、降三法合用，共奏宣降肺气、化痰平喘、清热解表之功，使风寒外解，肺气宣降功能恢复，痰热内除，喘咳自平。痰多难以咯出者，可酌加瓜蒌、胆南星；肺热偏重，酌加生石膏、鱼腥草。

（2）慢性持续期

1）脾肾虚冷，心阳浮动证

主症：动则喘息，偶有喉间哮鸣音，咳嗽痰多，色白质黏，易咯出，胸闷气短，心慌，小便短赤，大便不畅，舌质淡红，苔薄或中间白腻，脉软滑。

治法：温补脾肾，清心止哮。

方药：清心止哮汤。药用干姜、人参、炒白术、炙甘草、黄连、麻黄、射干、杏仁、厚朴、紫石英等。

方解：方以理中汤为底方，干姜辛热，温健脾阳，以祛寒邪，为主药。虚则宜补，《医宗金鉴》曰："补后天之气，无如人参。"故用人参补益脾气，为辅药。脾虚则生湿，故用白术补脾燥湿，和中补阳，为佐药。再以炙甘草益气补中扶正，调和诸药，为使药。四药合用，具有温中祛寒、补益脾胃之功。黄连清热燥湿，麻黄发汗宣肺而解表邪、止咳喘，且能肃降肺气而利水，以助化里饮，合射干下气，又加杏仁苦降，以宣降肺气止咳。厚朴理气宽中。紫石英温肺下气。本方旨在充实脾肾阳气，干姜与黄连同用，一温一清，主次分明，配合紫石英镇摄心气，使其在温散、苦寒之时，不至于耗散心气。针对脾肾阳虚，心火独亢所致哮病时，不能单纯温阳或是清火，温阳则火邪亦盛，清火则阳气更衰，只有升、散、清并用，才能达到治疗目的。痰盛酌加二陈汤；凉燥加杏苏散；大便不畅加火麻仁、郁李仁；湿盛加苍术、泽泻、白前；心阴不足加酸枣仁、柏子仁。

2）肺肾两虚

主症：喉间哮鸣，气喘，腰膝酸软，两颧潮红，五心烦热，咳嗽，痰少，质黏难出，胸闷气短，舌红，苔少，脉细数。

治法：滋阴降火，纳气平喘。

方药：知柏地黄汤加减。药用熟地黄、山药、山萸肉、泽泻、茯苓、牡丹皮、知母、黄柏、麦冬、五味子等。

方解：本方为知柏地黄丸加麦冬、五味子。六味地黄汤为肺、脾、肾三阴并补之剂，而以补肾阴为主，方中重用熟地黄甘温滋肾精为主药；山药健脾补虚，滋肾固精，治诸虚百损，疗五劳七伤；山萸肉酸温，养肝肾而涩精，合主药以滋肾阴，养肝血，益脾阴，涩精止遗。泽泻甘寒泻湿浊，茯苓甘淡渗脾湿，牡丹皮辛苦凉，清肝泻火，合为佐使药。前三味药为补药，三补治本，后三味药为泻药，三泻治标，补泻结合，以补为主，加知母、黄柏滋阴降火，合麦冬、五味子滋补肺肾，此所谓"壮水之主，以制阳光"也。咽痒不适，加肉桂；心烦多梦，合导赤散。

4. 验案举隅

病案一

患者女性，39 岁。

患者发作性喉中哮鸣有声 12 年，加重 2 周。患者于 12 年前感寒后出现鼻塞、流涕、咳嗽、咳痰、胸闷、气短、喉中哮鸣有声等症状，自行口服"感康、止咳平喘片"后未见改善，先后就诊于"吉大一院、中日联谊医院"，行"支气管舒张试验、肺 CT"等相关检查后，诊断为"支气管哮喘"，给予静脉滴注"抗生素、甲泼尼龙、多索茶碱"、口服"孟鲁司特钠薄衣片"等治疗后，症状缓解。此后病情反复发作，好发于感冒及季节更替之时；期间辗转于"北京协和医院、同济医院"就诊，经系统检查后，均诊断为"支气管哮喘"，反复应用"甲泼尼龙、美罗培南、多索茶碱"等药物静脉滴注及"舒利迭、都保"吸入等治疗后，病情仍时好时坏。2 周前患者感寒后，前述症状再次加重，伴有鼻塞、流涕、咳嗽、咳痰、胸闷、气短等症状。患者自行口服"感康"及吸入"舒利迭"后，外感症状解除，余症未见改善，于 2019 年 2 月 10 日就诊于笔者门诊。现症：喉中哮鸣有声，胸闷，气短，咳嗽，痰黄质黏，量少，不易咳出，时有恶心，胃脘部胀满不适，反酸，口苦，口干，口渴，面色黧黑，情志焦虑，齿松发脱，皮肤甲错，周身疼痛不适，饮食可，寐差，小便黄，大便干，舌质暗红，舌底脉络迂曲，苔黄腻，脉沉涩。辅助检查：血常规未见异常；肺 CT 示双肺纹理增粗、紊乱；支气管舒张试验阳性。查体：听诊双肺呼吸音粗，可闻及散在哮鸣音。

中医诊断：哮病。

辨证：太阳经郁滞。

西医诊断：哮喘。

治法：活血通络、肃肺平喘。

方药：身痛逐瘀汤。

组成：牛膝 20g，地龙 15g，香附 20g，羌活 10g，秦艽 15g，炙甘草 10g，当归 15g，川芎 15g，黄芪 30g，苍术 15g，黄柏 15g，桃仁 15g，红花 15，没药 10g，五灵脂（包煎）10g，杏仁 10g，炙麻黄 6g。5 剂，每日 1 剂，水煎取汁 300mL 频服。

二诊：服药 1 周后，患者再次复诊，已无喉间哮鸣、口苦、口干、口渴症状，面色苍白，时有胸闷，气短，动则尤甚，咳嗽，痰白质稀，量少，易咳出，畏寒肢冷，饮食可，寐差，小便清长，大便略溏，舌质淡，苔白，舌体胖大，脉沉细。查体：听诊双肺呼吸音粗，偶闻及哮鸣音。

处方：麦冬 15g，五味子 10g，熟地黄 20g，山药 20，山萸肉 15g，泽泻 15g，茯苓 20g，牡丹皮 15g，桂枝 15g，黑顺片（先煎）10g，紫石英（先煎）30g。5 剂，每日 1 剂，水煎取汁 300mL 频服。

三诊：再次服药 1 周后，患者已无喉间哮鸣，无恶心、胃脘部胀满不适、反酸，面色红润，胸闷，气短缓解，咳嗽、咳痰好转，饮食、睡眠可，尿、便正常，舌质红，苔薄白，脉沉细。听诊双肺呼吸音粗，未闻及干、湿啰音。

按语：此案病机当为营卫郁滞，火邪内生，宣发无路，奔冲于上，搏击气道而有声，发为哮病。

该患者的"火"邪，主要是由于久病长期应用苦寒清肺之药物，过度耗散命门之火，温煦无力，脾阳升发无力，运化水湿失司，水湿内停，外侵体表，导致体表营阴郁滞；同时肺气亏虚，无力宣发卫气，卫阳内郁，郁而化火，火性炎上，冲逆妄行，但是由于体表营卫郁滞，导致火邪宣发无路，奔冲于上，搏击气道，发为哮病。经过上述辨证后，确立治则为活血通络，肃肺平喘，选用王清任的身痛逐瘀汤加味，方中川芎、当归、秦艽、桃仁、红花、地龙、没药、五灵脂用于活血通络，宣通体表瘀滞；地龙、桃仁与杏仁、炙麻黄相配，宣肺平喘兼以活血通络；牛膝以引火下行；羌活引领诸药入膀胱经，以加强宣通体表郁滞的作用；香附疏肝以调畅气机；苍术、黄柏，取其二妙散之意，清热燥湿；黄芪健脾祛湿；炙甘草调和诸药。

初诊时患者以营卫郁滞，火邪内生，肺气奔迫之证候群为主要表现，故给予身痛逐瘀汤加减，以解除其体表郁滞，使人体阳气宣散有路，则喘促、气短自然得到解除，但是其根本原因在于命门火衰，肾阳不足，同时火邪内郁而成壮火，壮火食气，重耗人体阳气，如此恶性循环，导致患者哮病反复发作而迁延难愈。二诊时，患者体表营卫郁滞得到解除，症状明显改善，但是命门火衰，肺肾亏虚，肺气壅滞之证候群凸显，故给予金匮肾气丸加减，以善其后。

本例患者初诊时以标证为主，即营卫郁滞，火邪内生，肺气奔迫，治疗上当"急则治其标"，予身痛逐瘀汤加减，以解除其体表郁滞，使人体阳气宣散有路，则喘促、气短等症状自然得到缓解；复诊后，标证得缓，本证渐显，以命门火衰，肾阳不足，肾不纳气之症候群为主；治疗上当"缓则治其本"，治以金匮肾气丸加减，以善其后。整个治疗经过充分体现了从火论治哮病的辨证思路。

病案二

患者女性，49岁。

患者因"胸闷喘促 20 年，加重 1 年"来诊。患者自诉于 20 年前无明显诱因发生胸闷喘促，期间多次使用"消炎"类药物治疗，症状反复，于 10 年前行肺大泡切除术，现口服"舒利迭"10 年。现症：前胸闷痛，喘促，心悸，自觉前胸热，后背疼痛难以忍受，平卧后可缓解，夜间睡眠呼吸有哮鸣音，常出现憋醒现象，入睡困难，纳可，易胃胀、胃脘疼痛，畏寒，乏力，咽干，小便可，大便成形每日 1 次，舌质红，苔黄腻，脉弦数。

中医诊断：哮病。

辨证：肝阳偏亢证。

西医诊断：哮喘。

治法：清热息风，育阴平喘。

方药：息风止哮汤。

组成：白芍 30g，天冬 10g，玄参 15g，龟甲 15g，代赭石 20g，茵陈 15g，炒麦芽 30g，川楝子 10g，牛膝 25g，黄连 10g，炙麻黄 5g，杏仁 10g，蝉蜕 10g，生龙骨 30g，生牡蛎 30g，紫石英（包煎）30g。7 剂，每日 1 剂，水煎取汁 300mL 频服。

后随访症状基本消除。

按语：该患者年老久病体弱，正气不足而肺气先虚，平素性急易怒，肝阳上亢，肺气不足，不能宣肃敛降，肺气虚弱，不能顾护肌表而畏寒。患者年老，肾气不足，水不涵木，肝阳偏亢，阳不入于阴则不易入睡。该患喘促及哮鸣音在夜间加重，《明医指掌》云："有阴虚而嗽者，其气从下而上，多重于夜分是也。"由此可见，肺阴虚是引发夜间咳嗽或咳嗽夜间加重的重要因素之一。此外肝经疏泄太过，木克土，脾胃生化乏源则产生胃脘痛、胃胀等症。

此患者胸闷喘促 20 年，久病体虚，故自觉乏力。胸闷喘促说明患者肺气虚弱，宣发肃降功能失常。患者正气不足，正虚邪恋，易受外邪侵袭，遇外邪引发触动伏痰则生哮喘。患者性急易怒，肝阳偏亢，肺气不足不能敛降，故哮病经年不愈。肝经疏泄太过，制约脾土，则出现胃脘不适等症，阴虚阳亢，阳不入阴，则入睡困难。治疗当调整患者阴阳的平衡，勿使过之，以防伤其正气。

病案三

患者女性，59 岁。

患者因"发作性喉中哮鸣有声 10 年，加重 1 周"来诊。患者于 10 余年前无明显诱因出现喘促气短伴喉间哮鸣，每遇冷空气则易发，发作时口服止咳化痰平喘药物对症缓解，症状迁延，未系统诊治。患者 1 周前因饮食不节，以上症再次发作并加重，曾自行口服止咳化痰平喘药物，未见好转，遂来门诊就诊。现症：喘促气短，喉间哮鸣有声，活动后加重，头昏蒙不清，偶有咳嗽，咳黄色黏痰，咽痒，口干苦，不欲饮水，平素喜食肥甘辛辣之肴，脘腹痞满胀痛，矢气多，小便黄，大便秘，3 日 1 行，里急后重，舌质红，舌苔黄腻，脉弦滑数。

中医诊断：哮病。

辨证：肺脾气虚，内有郁热。

西医诊断：哮喘。

治法：行气破积，泻热导滞。

方药：木香槟榔丸加减。

组成：木香 5g，槟榔 7g，青皮 10g，陈皮 15g，枳实 10g，黄柏 10g，黄连 15g，莪术 15g，生大黄 6g，牵牛子 3g，香附 20g，厚朴5g，杏仁10g，人参7g。共5剂，早晚分服（因牵牛子加热后其泻下成分破坏，故全方改用免煎颗粒剂型）。

二诊：患者服药后诉喘促、哮鸣稍减轻，口苦缓解，头晕减轻，大便稀溏，每日3～5次，前3日不成形，后两日便质稍成形。余未见明显改变。舌质红，舌苔微腻，脉弦大。

处方：白芍30g，天冬20g，玄参10g，生龟甲10g，代赭石20g，茵陈30g，生龙骨30g，生牡蛎30g，炒麦芽30g，生甘草10g，川楝子10g，牛膝25g，秦皮15g，蝉蜕10g，紫石英30g。7剂，水煎服，每日1剂。

三诊：患者自诉症状进一步改善，活动后稍有气短，哮鸣消失，希望巩固治疗。

处方：黄芪30g，白术15g，人参10g，升麻5g，柴胡5g，当归15g，陈皮10g，炙甘草10g，姜半夏10g，黄连5g，杏仁10g，厚朴10g，秦艽20g，蝉蜕10g，紫石英30g。7剂，水煎服，每日1剂。

按语：患者素体肺脾虚弱，卫阳不固，土不生金，母病及子。肺与大肠表里相应，中焦虚弱，又摄入不节，脾胃运化无力，水液布散代谢失职，内湿已成，郁久化热，在上炼液为痰，随胃气上逆，携浊邪上犯于肺，阻塞气道，在下湿热留着肠间，故症见喘咳伴哮，脘腹痞满胀痛，矢气出，小便黄，大便秘。然大便久秘，肠中浊气上蒸于肺，肠胃湿热，上冲气道，使得肺气逆乱；又脾土板结，肝木不得疏泄，引动肝火，肝阳偏亢。以上皆使肺气上逆奔腾发为喘鸣，舌脉症均与病机相符。治疗宜急则治标，首先消积导滞，清利湿热，方用木香槟榔丸加减，气机通畅，滞气得下，使肺主气之功渐复。复诊见湿热积滞已除，仍有喘哮，此为冬季阳气内敛，阴精内耗，阴亏而水不涵木，膀胱气化失司，气血津液随肝风上逆于肺，此时忌发散，宜潜镇，方用镇肝熄风汤加减。三诊时患者哮病缓解，喘哮不显，脾弱肺虚之本显露，治疗用补中益气汤加减获愈。

七、肺痹

间质性肺疾病是指以肺泡炎为主要病理改变的一组疾病群，其病变不仅局限于肺泡壁，也可波及细支气管等组织。因对其发病原因知之甚少，发病机制尚未完全阐明，因此在临床诊治中存在诸多困难，其发病率、病死率高，病程长，预后差，平均生存期短。笔者结合本病肺部 CT 及体格检查特点，提出从肺痹论治本病，因为其在临床上的症状多见喘促气短，咳嗽，咯痰，口唇发绀，以杵状指，双肺 Velro 啰音为主要体征，均符合肺痹特点。

1. 历史沿革

肺痹病名首见于《黄帝内经》，后世多基于《黄帝内经》对于肺痹的观点展开论述。《素问·痹论》曰："肺痹者，烦满喘而呕。""风寒湿三气杂至，合而为痹也……以秋遇此者为皮痹……五脏皆有合，病久而不去者，内舍于其合也……皮痹不已，复感于邪，内舍于肺。所谓痹者，各以其时重感于风寒湿之气也。"《素问·五脏生成》曰："白脉之至也喘而浮，上虚下实，惊，有积气在胸中，喘而虚，名曰肺痹寒热，得之醉而使内也。"《素问·玉机真脏论》曰："风寒客于人，使人毫毛毕直，皮肤闭而为热，当是之时，可汗而发也，或痹不仁肿痛，当是之时，可汤熨及火灸刺而去之，弗治，病入舍于肺，名曰肺痹，发咳上气。"《灵枢·邪气脏腑病形》云："肺脉急甚为癫疾，微急为肺寒热，怠惰，咳唾血，引腰背胸，若鼻息肉不通。缓甚为多汗；微缓为痿瘘，偏风，头以下汗出不可止。大甚为胻肿；微大为肺痹引胸背，起恶日光。"《黄帝内经》认为肺痹的发生过程多为营卫之气失常，正气受损，外感风寒湿三气，邪气先犯于皮，而后内传于肺，形成肺痹。《黄帝内经》还提出针灸治疗痹证："五脏有俞，六腑有合，循脉之分，各有所发，各随其过则病瘳也。"治疗选取肺经腧穴为主，结合症状及所循经脉选取次穴。后世医家大都以《黄帝内经》为基础，继承并补充了肺痹的内容。

2. 病因病机

肺痹的基础是肺气不足且以肺中虚冷为主，肺朝百脉失常，肺气不能宣降，宣发不及则津、血、水不能运转，治节不行则脏腑之气逆乱；或由卫气虚弱，腠理不固，邪气干之而形成肺寒；再者贪食饮冷引起脾胃虚弱，脾胃损伤，母虚及子而形成肺肾虚冷，痰瘀痹结。肺痹总由肺气先虚，腠理不固，寒、湿、风火侵袭于肺，导致肺气闭塞，肺络痹阻而成，肺痹既成，则肺脏体用俱损。肺痹的主要病位在肺，其次为脾、肝、肾。因肺为气之主，司呼吸，外合皮毛、内为五脏之华盖，若外寒侵袭于肺，或由于肺脏亏虚他脏受邪，从而引起或加重肺气壅塞，肺失宣肃，引起气、血、津液凝滞，痹着于肺络，损伤肺体，从而形成肺痹。

（1）寒邪伤肺

寒为阴邪，先损肺之阳而致肺寒者多为实寒；寒主收引，遂使肺气及腠理闭塞、肺络拘急、络气不畅而气血水津在肺络中运行受阻；寒主凝滞，寒邪袭肺，致使津液不得外达，内渗于肺体，津血凝涩而阻滞肺络。其中寒邪可分为外寒与内寒。

1）外寒

寒邪侵袭体表腠理或从口鼻而入直伤肺脏，气机因寒而收引、凝滞，肺气受阻，不能正常宣发肃降，由脾上呈之津液不能得到疏布，郁阻于肺，或化为饮或化为痰。气机不得调畅，血液运行受阻，瘀滞于肺，与寒、湿相互交织渗透于肺内从而引起肺痹。也可因贪凉饮冷，寒邪先损胃阳，复循经达于肺，导致肺寒，从而气、血、津液痹着引起肺痹。

2）内寒

肾阳总司一身阳气，人体的关键之火是命火。肾阳不足，脾阳虚弱，肺金失于温煦，阳虚生内寒，肺脏虚冷，则津液不布，肺络之血运行迟缓，终致津液凝滞而成痰饮，血滞于肺络而成瘀阻。另外一方面，阳气虚弱，不布津液，形成痰饮，痰饮内渗于肺络可成坏血，血中之津液透于络外使痰饮尤盛。寒为阴邪，其性收引，肺阳被伤，肺气闭塞，肺络拘急，血行不畅，致使津液不得外达，内渗于肺体，血液凝涩而阻滞肺络，形成肺痹。

（2）湿邪伤肺

湿性重浊黏滞，先致肺气壅塞，而后留于肺体，渗于经隧，气血运行受阻而成痹结。湿邪亦可分为外湿与内湿。

1）外湿

湿由肌表（肌腠）或由口鼻而入，滞留于肺，湿性黏滞，弥漫于肺，影响肺脏功能。湿邪为阴邪，损耗阳气，影响正常津液气化，水液代谢失常，津液凝滞形成痰饮，气郁血瘀形成坏血，损伤于肺脏。湿邪伤脾胃，土不生金，引起肺气宣肃失常，加重水湿凝聚，血液瘀阻，渗透于肺体，血液凝滞于肺络而形成肺痹。

2）内湿

内湿起于脾肾之阳先损，阳气不能蒸化津液，水谷精微不得正化，形成湿邪，湿聚为痰。且脾气受损，肺金亏虚，湿气滞留于肺，阻滞肺络。脾生痰，肺储痰，痰湿停积于肺，阻滞气道，痰阻气滞血瘀，日久深伏凝结于肺络之中。

（3）风火干肺

风火之邪主要责之于肝，由于年老体衰、先天禀赋不足、劳耗伤太过等原因引起肺脏亏虚，不能制约肝木，从而导致肝木旺盛，肝阳上亢。肝木升散太过，阳气携带津液、血液上行，而肺脏亏虚，不能肃降气、血、津液，引起肺痹。堆积于肺脏的气、血、津液郁积而化热，形成火热证候。加重肺气亏损，火热之邪更能煎灼肺络，使坏血凝聚。肝阳的亢盛会引起心火的旺盛，心火煎灼肺内阴津导致肺体、肺络受损，枯血阻滞肺经，不能朝百脉，久而成瘀。痰饮、水湿滞留日久，浸渍肺络，血行涩滞而成瘀，加重肺痹形成。

肺痹本质为肺肾虚冷。肺肾虚冷，阳气亏虚，肺脏司呼吸功能失常，清气吸入与浊气呼出皆不足，宗气生成不足，一旦清气不能入，浊气不能出，则宗气绝，呼吸停止，生命终结。肺痹既成，一方面宣发无力，气机失于周旋，气郁化火，或五志化火，或中焦胃火上干，或外邪不得及时疏散，卫阳内郁，皆致肺痹从热化，一则伤阴耗气，二则痰热火毒瘀肺，而见咳喘气急，痰黄黏稠，甚则痰中带血，或见发热。另一方面肺痹导致肺之宣发与肃降功能失常，宣发不利则卫气津液布散不足，肌腠皮肤温润不及，皮毛憔悴枯槁，易外感；肃降不及则残气滞留壅塞引起胸闷、咳嗽、喘息；宣发肃降不及，水道通调不利，则小便不利、尿少、水肿。

肺所吸入之清气需血以载之，经百脉而布于五脏六腑，四肢百骸以养之，肺痹则血滞于肺络，瘀滞化火而生痈，从而形成全身状态的虚冷和肺叶生痈之变，可见面潮红，痰中带血或脓血痰，胸闷或伴烦躁，动辄气喘，并见恶寒、四肢厥冷。肺痹则百脉不利，气血瘀涩，心失肺助，久则心气劳伤，神无所主。肾阳亏虚，命火虚衰，命火司气化，人气阳气愈发亏损，阴阳不能合化，精亏失养，五脏六腑皆不得濡养。肺痹日久，气少而损，以致肾精失充，内外皆寒；肺中虚冷，肺叶失荣，肺经痹阻，肺体失养，久则肺体枯萎。

3. 辨证论治

本病治疗原则为发时治标，平时治本。急性期以治标为主，力图最大限度恢复肺的通气和主气功能，用药重点保持五脏的平衡。缓解期则以治本为主，最大限度阻止肺体缩小、蜂窝肺及肺纤维化等肺结构的改变，逆转肺结构的改变从而恢复肺功能。

（1）急性期

1）邪郁肌腠，痰热壅肺

主症：高热身痛，恶寒轻微，喘促气急，或有汗或无汗，头痛面赤，目痛目突，心烦不眠，痰黄难咳，鼻干口渴，舌尖红赤，苔薄白而干或黄燥，脉滑数或细数。CT特点：间质改变以大片状磨玻璃影多见，短期内可完全逆转。

治法：解肌清热，宣肺化痰。

方药：新柴葛汤。药用柴胡、葛根、荆芥、羌活、白芷、麻黄、石膏、杏仁、栀子、黄芩、知母、甘草等。服用方法：饮片或配方颗粒，1剂药分3份，早晚各1份，疗程5～7天。

方解：此方以小柴胡汤和麻杏石甘汤为底方，小柴胡汤和麻杏石甘汤均出自《伤寒论》小柴胡以解少阳枢机不利，麻杏石甘汤以治疗肺内热盛。佐以荆芥、羌活以解太阳之邪，白芷以解阳明之邪，《神农本草经》载栀子主胃中热气、面赤、皶鼻以清肺、胃之热，知母配合石膏组白虎汤之方底以清阳明之热。本方可清外感入内所化之邪热，对于急性外感引起的肺痹具有良好效果。

2）寒重伤阳，饮盛伏肺，肺络痹阻

主症：发热或无发热，恶寒、身痛，咳喘气急，动则尤甚，痰白清稀，心胸憋闷，面色青灰，口唇发绀，手足欠温，舌质紫暗，舌下脉络迂曲，苔白滑，脉浮弦或沉弦细。CT 特点：间质改变以大片状磨玻璃影多见，短期内可完全逆转。

治法：助阳解表，温肺逐饮，除痹通络。

方药：温肺逐饮方。药用生麻黄、桂枝、干姜、细辛、五味子、白芍、炙甘草、威灵仙、蜂房、桃仁、没药、豨莶草等。

方解：温肺逐饮方以小青龙汤为底方，加威灵仙、蜂房、桃仁、没药、豨莶草。小青龙汤出于《伤寒论》，原文中应用其治疗"水气病"，即寒饮内停之证。方中麻黄、桂枝为君药，麻黄入肺经，宣肺平喘，行气通滞，桂枝温阳化气行水，麻桂相配，荡涤肺中寒饮；干姜、细辛为臣药，温肺化饮，助君药温通化气；然而肺痹之人，脾肺本虚，用药不可辛温发散太过，以免耗气伤津，故佐以五味子、白芍敛气和营；炙甘草亦为佐使之药，既能补气和中，又能调和方中辛散酸收之品。小青龙汤活血祛瘀、祛湿通络功效欠佳，故加入威灵仙、蜂房、桃仁、没药、豨莶草，此 5 味药物为笔者治疗肺痹的常用药组。

3）脾肾虚冷，瘀毒化痈

主症：发热或无发热，咳喘气急，动则尤甚，咳吐大量黄脓痰或痰中带血，也可无痰，心胸憋闷灼热，或伴有胸背痛，面色晦暗或潮红，口干渴，手足欠温。舌胖紫暗，苔厚腻或微黄而燥，脉浮大而数，重按无力。CT特点：间质改变以片状、点状实变影为主，短期可完全逆转。

治法：温补脾肾，消痈散结。

方药：助阳消痈方。药用人参、黑顺片、干姜、炒白术、炙甘草、生薏苡仁、芦根、败酱草、桃仁、冬瓜子、赤芍、炙麻黄、巴戟天、熟地黄等。

方解：助阳消痈方由附子理中丸合千金苇茎汤、薏苡附子败酱散为方底组成。本证多为脾肾虚冷、痰瘀痹阻之变证，由于肺脾肾三脏虚冷，导致阳气失于温煦，堆积于肺形成郁热，从而热壅血瘀，血败肉腐化痈。附子理中丸以改善阳气虚衰状态，振奋阳气，使阳气归于正常。苇茎汤和薏苡附子败酱散均出自《金匮要略》，用以治疗肺痈和肠痈，具有化腐生新之功效。由于全方多为温阳气、祛痈毒之品，故配合炙麻黄以助肺气宣发，巴戟天、熟地黄大补肾脏精血。

4）痰热蕴肺，气阴两伤

主症：咳嗽喘促气急，咳痰色黄黏稠量多，胸闷，目赤，自汗，盗汗，乏力，夜眠不宁。舌质红，苔少或光红无苔，脉细数。CT特点：中医辨证为主，影像学表现复杂，多叶多形态改变，间质改变伴实变较为多见。

治法：益气养阴，清肺化痰。

方药：益阴清热汤。药用生地黄、熟地黄、当归、黄连、黄芩、黄柏、生黄芪、浙贝母、全瓜蒌、天花粉、茯苓、陈皮、桔梗等。服用方法：饮片或配方颗粒，1剂药分3份，早晚各1份，疗程5～7天。

方解：本方以六黄清肺汤为底方，此方为治疗阴虚由火盗汗之名方。方中生熟二地、当归以大补阴血。黄连、黄芩、黄柏以苦寒直折火邪，加之生黄芪以补肺气。配伍浙贝母、瓜蒌清热润肺化痰，天花粉生津清热化痰，茯苓健脾以防生痰，陈皮理气化痰，桔梗宣肺气。整方益气养阴，清肺化痰，标本兼顾，攻补兼施。若咳痰带血，痰有腥臭味，去陈皮、茯苓；加芦根、桃仁、冬瓜子、知母。

5）肝阳上亢，痰瘀滞留

主症：缓慢起病，胸闷，动则喘促，痰少，眩晕目赤，头胀痛，急躁易怒，心悸失眠，面部烘热，双下肢冷，腰膝酸软，舌质红，苔黄腻，脉弦滑。CT特点：中医辨证为主，影像学表现多样（部分可见短期内出现的大面积磨玻璃样改变，可完全逆转）。

治法：育阴潜阳，肃肺化痰。

方药：息风除痹汤。药用牛膝、生龟甲、白芍、天冬、玄参、生龙骨、生牡蛎、代赭石、茵陈、川楝子、生麦芽、麻黄、杏仁、瓜蒌仁、胆南星、炙甘草等。服用方法：饮片或配方颗粒，1剂药分3份，早晚各1份，疗程10～15天。

方解：本方以镇肝熄风汤以底方，镇肝熄风汤出自《医学衷中参西录》，治疗上盛下虚，气血上逆之证。牛膝引血下行，折其亢阳。龟甲、白芍、天冬、玄参滋阴以清热。龙骨、牡蛎、代赭石为金石类药物，具有重镇功效，既可镇摄上亢之阳，又可以平上逆之气。茵陈清泄肝热，川楝子疏肝泻热，生麦芽疏肝和胃。整方可平肝木之亢盛，使其不反侮肺金，还可使堆积于上的气、血、津液随之下降，不郁积于肺。加入麻黄以引药入于肺经，宣发肺气，杏仁以肃降肺气，配合麻黄恢复肺脏功能，瓜蒌仁、胆南星以化痰。整方佐金平木，为五脏生克之法代表方，对于治疗肝阳过亢或由于长期肺脏亏损导致肝木压制不及所引起的肺痹具有良好的效果。

（2）缓解期

1）寒饮伏肺，肺络痹阻

主症：咳嗽，或为干咳，或痰稀多泡沫，动则气短，面色暗滞，手足逆冷，舌质淡暗，边有齿痕，苔白滑，脉弦，稍数。CT特点：间质改变以磨玻璃影多见。

治法：温肺化饮，除痹通络。

方药：温肺逐饮方。药用麻黄、白芍、桂枝、细辛、姜半夏、炙甘草、五味子、干姜、桃仁、没药、豨莶草、威灵仙、蜂房等。服用方法：饮片或配方颗粒，1剂药分3份，早晚各1份，疗程5～7天。

方解：见本病急性期"寒重伤阳，饮盛伏肺，肺络痹阻"部分。痰黏难咯，去半夏，加天花粉15g，海浮石30g；胸中燥热，加生石膏30～50g；大便次数增多，黏滞不爽，苔白浊腻，为肺中寒饮，大肠湿热积滞，可先用小青龙汤合枳实导滞汤；若伴肢体水肿，便秘或便溏、肛门灼热，应从饮论治（溢饮+痰饮），可用小青龙汤合己椒苈黄丸。

2）脾经伏火，痰瘀阻络

主症：喘促，气短，动则尤甚，咳嗽，咳痰色黄，量少质黏，不易咳出，口唇干红，口干渴喜饮，小便少，大便干，舌质红，苔黄根腻，脉弦数或弦滑。CT特点：以中医辨证为主，CT表现多样。

治法：升散郁火，宣肺通痹。

方药：清宣除痹汤。药用生石膏、栀子、防风、藿香、川芎、黄芩、陈皮、川楝子、茯苓、浙贝母、桔梗、海桐皮、桑枝、蜂房、桃仁、没药、豨莶草等。服用方法：饮片或配方颗粒，1剂药分3份，早晚各1份，疗程7～10天。

方解：清宣除痹汤底方为泻黄散，泻黄散出自《小儿药证直诀》，原书中用于治疗小儿脾热弄舌，后世用以治疗脾胃伏火导致的目疮口臭、胃热牙痛等症。笔者应用泻黄散为底方治疗由于脾虚中焦郁火上扰于肺所致的肺痹。此方以"火郁发之"为旨，选药多以辛散为主，石膏归肺胃二经，即可清泻心胃火，又能入肺，发散肺中郁火；栀子可清三焦气分之火，且《雷公炮制药性解》述，栀子轻飘上行，最能清肺，二者相配为君药。防风为臣药，疏散伏火，减少火邪对肺的干扰，清散其火而不伤正；藿香芳香醒脾，使脾之运化恢复，杜绝郁火之源；甘草健脾和中，又能调和诸药为使药。清宣化痰汤在泻黄散的基础上又加川芎、黄芩、陈皮、川楝子、茯苓、浙贝母、桔梗、海桐皮、桑枝、蜂房、桃仁、没药、豨莶草。其中川芎、桃仁、没药用以行肺中瘀血；气为血之帅，故加川楝子助行气活血；因此证型源于脾胃虚弱，脾虚则易生痰湿，故加陈皮、茯苓、浙贝母健脾化痰；海桐皮、桑枝、蜂房、豨莶草以祛风除湿；黄芩入肺经清上焦火热；桔梗可开宣肺气、化痰，又能引诸药入肺。清宣化痰方既针对脾经伏火之病因进行治疗，又结合了祛风除湿、活血化瘀之法，标本兼顾，祛邪而不伤正。口干渴，加芦根；喘促、气短，加葶苈子；咽痛，加连翘；痰黏难出，加瓜蒌仁、胆南星。

3）肺肾虚冷，痰瘀阻络

主症：咳嗽，咳少量泡沫痰，喘促，气短，语声无力，气不得续，乏力，动则汗出，畏寒肢冷，四肢肿胀或骨节疼痛，大便不成形，舌淡，苔白滑，舌下脉络迂曲紫暗，脉沉无力。CT特点：间质改变以蜂窝、索条影为主（多数可以阻止或延缓纤维化进展，部分可逆转）。

治法：通经助阳，除湿通痹。

方药：助阳除痹汤。药用干姜、人参、炒白术、熟地黄、鹿角胶、肉桂、白芥子、炙麻黄、炙甘草、五加皮、茯苓、威灵仙、蜂房、桃仁、没药、豨莶草、熟附子、桑枝等。服用方法：饮片或配方颗粒，1剂药分3份，早晚各1份，疗程3个月。

方解：本方组成为理中汤合阳和汤加五加皮、补骨脂、茯苓、威灵仙、蜂房、桃仁、没药、豨莶草。笔者认为肺痹的发生基于肺气先虚，而后出现痰瘀饮停，痹阻肺络，故治疗时以补肺为主，兼以祛痰、化瘀、逐饮。肺为清虚之脏，本身无血、无气、无阴、无阳，故肺虚多不直接针对肺脏进行补益，而是应用培土生金法，通过补脾进而达到补肺的功效。"病痰饮者，当以温药和之"，肺痹者多有痰瘀饮停于内，应选用温药补益脾胃。理中汤内干姜为君药，温中健脾，扶阳抑阴，《神农本草经》述干姜可逐风湿痹；人参为臣药，归肺、脾经，尤善于补肺脾之气；佐以甘温苦燥之白术，既能健脾行气，又能燥湿。助阳通痹汤中又合阳和汤，阳和汤出自《重楼玉钥》，原方用于治疗骨槽风，后世多用于阴寒所致的阴疽，笔者常应用此方治疗由于肺虚导致的痰瘀痹结之候。肺痹痰瘀阻滞日久，伤及血络，旧血不去则新血不生，故应用熟地黄为君药，鹿角胶为臣药，君臣相得以滋阴养血，补精填髓；佐以干姜、肉桂温经通脉，助君臣行血，补而不滞，使肺络得以通畅；又佐以白芥子豁痰散结，利气通络；麻黄主入肺经，可引诸药入肺，《神农本草经》述麻黄可止咳逆上气，又能破癥瘕积聚；又以甘草调和诸药。此方以养血温经为主，兼以化瘀、祛痰、行气，肺经得以温化疏导，气血得通，痰瘀得除，肺中痹阻得以改善。助阳通痹汤中所加诸药，如五加皮、茯苓、威灵仙、蜂房、桃仁、没药等是为了加强活血逐瘀、祛风湿、通经络之功。腰膝酸软、头晕目眩，加枸杞子；口渴咽干，加麦冬。

4. 验案举隅

病案一

患者女性，60 岁。

患者于 3 年前感寒后出现咳嗽，曾就诊于吉大一院，诊断为"间质性肺疾病"，静脉滴注"多索茶碱"等药物，病情稍好转。3 年间，患者病情反复发作，3 个月前咳嗽症状加重，伴喘促。现症：咳嗽，无痰，喘促，动则尤甚，胸闷气短，口苦，头晕，易出汗，倦怠乏力，手足心热，无喉间哮鸣音，夜间憋闷，时有憋醒，纳可，寐差，小便短赤，大便可，舌质淡，苔白略滑，脉滑数。

中医诊断：肺痹。

辨证：暑湿蕴肺，肺经郁痹证。

西医诊断：间质性肺疾病。

治法：祛暑利湿，除痹通络。

组成：杏仁 10g，白蔻仁 20g，炒薏苡仁 30g，藿香（后下）20g，川朴 10g，法半夏 10g，通草 15g，滑石（包煎）20g，竹叶 15g，苍术 20g，黄柏 10g，车前子（包煎）20g，豨莶草 30g，没药 10g，海桐皮 15g，5 剂，水煎，取汁 300mL，每日 1 剂。

按语：此案病机为暑湿之邪内蕴于肺中、夏月感寒而发。夏季为阳气最盛之际，暑湿蒸腾，易于感受暑湿之邪，同时也可见乘凉太过之夏月感寒之病。偏于暑湿感寒者，可选用李氏清暑益气汤；夏月感寒，可用新加香薷饮；长夏之暑湿内蕴之感寒者，可用甘露消毒丹。湿热体质之人，体内多痰湿，易于招致风热、暑湿之邪，而见风热或者暑湿。此医案中患者咳嗽喘促正是由于暑湿内蕴感寒所致。中医学认为，血液流行不止，环周不休有赖于气的推动。气行则血行，肺病可从多方面导致瘀血发生。久咳伤肺，肺气亏虚，血行无力而致瘀；外邪闭肺或痰瘀阻肺，使肺失宣降，不能助心治节，可形成瘀血；久病脾肾阳气亏虚，甚至累及心之阳气，不能温煦经脉或鼓动血脉，血液凝滞，形成瘀血；宗气贯心脉而行血，与肺主气和主治节功能密切相关，肺脾气虚，宗气生成不足可导致气虚血瘀。肺主气，在气的功能失常之后，必然导致血的病变，痰瘀交阻，潜伏气道，外邪触而发之，故肺病多夹瘀。化瘀可改善肺部血液循环，促进气体交换，从而恢复肺的宣发肃降功能。暑湿季节，暑湿之邪常影响本病的治疗，因此在治疗基本病时先祛其暑湿，再针对本病进行治疗，方可收到明显的治疗效果。本例治疗以甘露消毒丹为基础，患者以咳嗽喘促为主要表现，故加入杏仁、炒薏苡仁以健脾除湿，止咳平喘，加入没药以散血祛瘀，再加入大量祛风除湿、通络止痛之品，共奏除湿通痹之功。

病案二

患者男性，37 岁。

初诊：患者 2 年前因干燥综合症出现胸闷，于吉大一院就诊，经影像学检查诊断为间质性肺病，未予治疗，仅定期复查肺 CT。现患者为求中医药治疗就诊于笔者门诊。现症：喘促，活动后加重，遇刺激性气味及冷空气咳嗽，咳白色泡沫痰，心慌，胸闷，眼干，口干，鼻干，纳差，眠差，不易入睡，睡后易醒，大便可，小便频数，脉微数，舌质紫绛，苔薄白。听诊双下肺爆裂音。

中医诊断：肺痹。

辨证：脾肾虚冷，痰瘀痹结。

西医诊断：间质性肺疾病。

治法：温补脾肾，散瘀化痰通痹。

方药：助阳通痹方加减。

组成：干姜 15g，炒白术 15g，炙甘草 10g，人参 15g，五加皮 15g，补骨脂 15g，茯苓 15g，熟地黄 20g，炙麻黄 7g，白芥子 10g，肉桂 5g，鹿角胶（烊化）18g，威灵仙 15g，蜂房 7g，桃仁 10g，没药 10g，豨莶草 30g，天花粉 10g，白芍 10g，知母 10g，炒薏苡仁 10g，细辛 3g。20 剂，水煎取汁 300mL，每日 1 剂。

二诊：患者自诉喘促、咳嗽改善，咳白色泡沫痰，心慌，胸闷，眼干，口干，鼻干，纳差，眠差，不易入睡，易醒，大便可，小便频数，舌质紫绛，苔薄白，脉微数。听诊双下肺爆裂音。治以脾肾虚冷，痰瘀痹结。

组成：干姜 15g，炒白术 15g，炙甘草 10g，人参 15g，五加皮 15g，补骨脂 15g，茯苓 15g，熟地黄 20g，炙麻黄 7g，白芥子 10g，肉桂 5g，鹿角胶（烊化）18g，威灵仙 15g，蜂房 7g，桃仁 10g，没药 10g，豨莶草 30g，天花粉 20g，白芍 10g，知母 10g，炒薏苡仁

10g, 细辛 3g, 苍术 20g, 黄连 5g, 苏子 5g, 厚朴 10g, 巴戟天 5g。30 剂, 水煎取汁 300mL, 每日 1 剂。

患者服上方 30 剂后, 喘促、咳嗽均缓解, 胸闷、眼干、口干、鼻干缓解, 肺 CT 显示间质性肺病较前好转。

按语: 该患者脾肾虚冷, 水液运化失常, 脾不能运化津液, 肾失于气化, 水液不归正化, 引起鼻干、眼干、口干等症状。脾肾长期虚冷, 导致土不生金、肾不气化, 不能助肺气正常宣发肃降, 所以肺脏亏虚, 进而气血津液壅塞于肺。气的壅塞引起喘促、胸闷, 津液的壅塞出现湿、痰、饮, 加之虚冷状态痹着于肺, 从而引发患者的间质性肺病。方为理中丸合阳和汤加减, 理中丸可以温煦中焦脾土, 阳和汤则可以温通少阴肾阳从而散寒之滞, 配合威灵仙、豨莶草祛风除湿以通痹着, 使得肺中痹着之邪气归于正化, 蜂房以形治形, 桃仁祛瘀而生新血, 使痹着之血正常运行。

八、肺胀

肺胀是多种慢性肺系疾患反复发作、迁延不愈, 导致痰瘀阻结, 气道不畅, 肺气壅滞, 肺叶胀满, 不能敛降的一种病证。

1. 历史沿革

"肺胀"这一病名首见于《灵枢·胀论》, 文中云: "肺胀者, 虚满而喘咳。"《黄帝内经》中将肺胀归属于胀病范畴, 文中对胀病这一类疾病的病因、病机、治法等进行了分析阐释, 但未对其分支进行详细论述。在《灵枢·经脉》中亦出现了"肺胀"一词: "肺手太阴之脉……是动则病, 肺胀满, 膨膨而喘咳。"此句中出现"肺胀"仅表示肺部胀满的症状, 而非病名。至汉代, 张仲景在《金匮要略》

中才对肺胀证候有了较为具体的描述，同时将肺胀作为病名进行探讨。文中有"咳而上气，此为肺胀，其人喘，目如脱状""肺胀咳而上气，烦躁而喘"等记载。诸多对《金匮要略》作注的书籍也在仲景原意的基础上，将肺胀作为疾病名称来探讨其证治。如《金匮玉函要略述义》云："今验肺胀证，多是宿饮为时令触动者，而不必具表候。"巢元方亦将肺胀作为一种疾病进行探讨，并将"胀"视为肺胀出现"上气喘逆，鸣息不通"的机制，《诸病源候论·上气鸣息候》曰："肺主于气，邪乘于肺则肺胀，胀则肺管不利，不利则气道涩，故气上喘逆，鸣息不通。"后世医家多将本病散载于痰饮、咳嗽、喘证、肺痈、肺痿等篇中，在疾病认识上不断发展。

2. 病因病机

肺胀的病机以肺脏虚损为发病基础，痰浊、水饮、瘀血为本病的主要病理因素，病性多属本虚标实。生理状态下，人体通过肺之呼吸将自然之清气吸入胸中，自然之清气与水谷精气相合而成宗气。肺为娇脏，不耐寒热，肺朝百脉，诸脏腑之火皆可沿经脉上扰于肺，肺病迁延日久，肺气耗伤，宣降不及，不得将火邪宣达于外，郁火停于肺内，影响肺之呼吸，清气吸入减少，宗气生成不足，浊气呼出不利，留于肺内，肺气壅滞，肺不得主一身之气，周身气机郁滞。宗气不足，不能辅心行血，血液运行不畅，日久瘀血内生。浊气留于肺内，肺体胀大，压迫膈肌，影响膈肌的气血运行，亦可产生瘀血。肺气虚损日久，并渐及脾、心、肝、肾、胃等多个脏腑，引起诸脏腑功能失调。水液亦随肺之宣降而动，水液经脾转输至肺，由肺之宣发而外达肌表，经肺之肃降向下输布至肾与膀胱。肺之宣降无力，水液不得布散周身，停于肺内而易成饮、成痰。痰浊、水饮、瘀血产生，相互搏结，进一步影响了肺气的正常运行以及浊气的排出，使本病缠绵难愈。

肺胀患者急性加重的因素包括外感六淫、饮食不节、劳倦体伤、情绪因素等。肺胀患者由于久病肺脾肾亏虚，加之体质、年龄因素等，其外感风寒的机会远高于正常人，而肺胀患者感寒后导致肺功能迅速下降，对身体健康造成严重威胁，因此快速有效地解决肺胀患者邪盛胀重期的外感，减轻患者症状，有效防止病情进一步恶化尤为重要。外感是复杂的全身性的疾病，并不是单纯的发热、头痛、流涕、咳嗽等症状，对于久患肺胀患者，外感可对全身造成极大的影响。外感风寒，久病伤于肺，使肺气亏虚，及浊气留着于肺。而肺胀患者外感风寒，风寒外束，肺失宣降，亦或外感风寒，卫阳内郁，营阴内渗，营卫不和，气机不畅，阳气郁而化热，气机壅滞，水湿不运，聚而成痰。痰湿内蕴，湿阻中焦，中焦升降失司，痰瘀留滞，可致气机不畅，痰气交阻，进一步加重肺气壅滞，肺气胀满，从而导致肺的宣发肃降功能的进一步逆乱。

3. 辨证论治

本病的治疗原则为发时治标，平时治本。治标：祛邪平喘，宣畅肺气。治本：平衡脏腑，补肺祛邪。

（1）邪盛胀重期

1）外寒内饮

主症：咳逆喘满不得卧，气短气急，咳痰白稀、量多、呈泡沫状，胸部膨满，口干不欲饮，面色青暗或面目肢体浮肿，舌体胖大，舌质暗淡，舌苔白滑，脉浮弦。

治法：温肺化饮，降逆平喘。

方药：青龙定喘汤。药用麻黄、桂枝、白芍、干姜、细辛、半夏、五味子、炙甘草、厚朴、杏仁、桑白皮等。

方解：本方以小青龙汤为底方，方为外寒内饮而设。表有风寒，法当辛温解表，故以麻、桂相配，发汗、宣肺而解表邪，止咳喘，且麻黄肃降肺气而利水，以助里饮之化。白芍配桂枝以调和营卫。里有水饮，法当化饮，张仲景曰："病痰饮者，当以温药和之。"故用干姜、细辛温肺化饮，且干姜能温中，使脾能散精，上归于肺，肺能通调水道，下输膀胱，水液运行正常则饮邪易消。半夏苦温专入肺脾二经，以燥湿化痰，化饮降浊。五味子性涩收散，与发散之品相配，意在一散一收，相互制约，发散之中以防肺气之耗散。炙甘草调和诸药，合白芍酸甘化阴以缓麻、桂辛散太过。药虽八味，配伍严谨，共奏散寒解表、温肺化饮之功。方中又加杏仁苦降，以宣降肺气止咳；加桑白皮以清肺化痰，生津止渴。若口干，去半夏加天花粉；饮郁化热，烦躁而喘，加生石膏；浮肿，加泽泻、车前子；嗜睡，加菖蒲、郁金；瘀象明显，加桃仁、红花；大便干结，用生大黄；阳虚水泛，去半夏，加用参附注射液；若合并有面浮肢肿，可合用己椒苈黄汤。

中药封包治疗：定喘4号方（组成：石菖蒲、麻黄、艾叶、细辛、桂枝、高良姜、小茴香、白芥子）。

2）胆胃失和

主症：咳嗽，咳痰色黄、量多，质黏难出，胸膈膨满、憋闷如塞，面红，睑肿，胁胀痛，心悸，乏力，时伴反酸、胃灼热，食后腹胀，纳少，睡眠欠佳，大便质干或黏滞，舌红，苔黄厚腻或间见杂色，脉软滑数。

治法：清胆利湿，止咳平喘。

方药：蒿芩清胆汤加减。药用青蒿、黄芩、茯苓、大青叶、陈皮、滑石、姜半夏、枳实、甘草、竹茹等。

方解：蒿芩清胆方治少阳胆热偏重，兼有湿邪痰浊内阻之证。方中青蒿苦寒芳香，辟邪化浊，伍黄芩共清解少阳胆热，复用温胆汤（赤苓易茯苓）清热化痰，和胃降逆，大青叶清热解毒。综合全方，可使胆热清，痰湿化，气机畅，胃气和，则诸症均解。若痰鸣喘息不得卧，加葶苈子、川朴、杏仁；胸闷苔黄腻者合小陷胸汤。

中药封包治疗：王氏 2 号塌渍方（组成：广藿香、川芎、栀子、蒲公英、地龙、黄芩、冰片、防风）。

3）痰热蕴肺，气阴两伤

主症：咳嗽明显，痰色黄，质黏难出，喘促，动则尤甚，胸膈膨满，憋闷如塞，口干，咽干，汗出，乏力，舌红苔少而干，脉弦滑数。

治法：益气养阴，清热化痰。

方药：六黄清肺汤。药用当归、生地黄、熟地黄、黄连、黄芩、黄柏、黄芪、浙贝母、瓜蒌、天花粉、茯苓、陈皮、桔梗等。

方解：方中当归养血增液，生地黄、熟地黄滋补肾阴，育阴清火，肾阴足则水能制火，诸药共为主药。盗汗乃因水不济火，心火独亢所致，故辅以黄连清泻心火，合黄芩、黄柏，三黄泻火以除烦，清热以坚阴，热清则火不内扰，合诸药以育阴养血，清热除烦。重用黄芪，一以益气实卫以固表，二以固未定之阴。浙贝母甘而微寒，清热化痰，润肺止咳，主入肺经，瓜蒌功擅清热涤痰化燥，合浙贝母共奏清润化痰止咳之功。天花粉清肺生津，润燥化痰，茯苓健脾渗湿以祛痰，陈皮理气化痰使痰消，桔梗宣利肺气，使肺宣降恢复。诸药合用，益气养阴，清热化痰。

中药封包治疗：王氏2号塌渍方（组成：广藿香、川芎、栀子、蒲公英、地龙、黄芩、冰片、防风）。

4）肠胃湿热

主症：喘促，胸膈满闷如塞，咳嗽，咳痰色黄质黏，口苦，口干，口中异味，鼻中干燥，腹胀，大便质干或排便困难，便质黏腻，舌质红，苔黄腻，脉滑数或沉实。

治法：通腑泻浊，止咳平喘。

方药：枳实导滞汤加减。药用大黄、枳实、神曲、黄连、黄芩、茯苓、泽泻、炒白术等。

方解：方中大黄苦寒攻积泻热，使积滞湿热从大便而去，枳实下气化滞，消痞除满，既能助大黄攻积，又能解气滞。神曲消食健脾，使食消而脾胃和；黄连、黄芩清热燥湿；茯苓、泽泻甘淡渗湿，使湿邪从小便而去；白术健脾祛湿，以助运化，助茯苓、泽泻祛湿，又防峻药伤正、二黄苦寒伤胃。诸药合用，通腑泻浊，以下助消，消中寓补。若腹胀，加厚朴；痰色黄，量多可加浙贝母；气虚加黄芪。

中药封包治疗：王氏2号塌渍方（组成：广藿香、川芎、栀子、蒲公英、地龙、黄芩、冰片、防风）。

5）肝阳偏亢

主症：咳嗽，咳痰少或不爽，喘促，动则加重，胸胁胀满或痛，情志易怒或时常噫气，时伴心中烦热或手足心热，面赤颧红，盗汗，口干咽燥，头晕耳鸣，舌红，苔少，脉弦数或弦细。

治法：育阴潜阳，止咳平喘。

方药：镇肝熄风汤加减。药用生龙骨、生牡蛎、牛膝、代赭石、生龟甲、玄参、天冬、白芍、茵陈、川楝子、麦芽、甘草等。

方解：方中龙骨、牡蛎潜阳降逆；牛膝引血下行，折其亢阳，并能滋养肝肾，《本草经疏》言其"走而能补，性善下行"；代赭石其质重收，能降气镇逆，并能平肝潜阳。上述四药合用，镇肝息风，潜阳降逆，为急则治标之法。龟甲、玄参、天冬、白芍滋养阴液，使阴足则能制阳，肝阳不亢，则肝风自息，为治本之法。上述诸药合用，镇肝潜阳，柔润息风，标本同治。但肝性喜条达而恶抑郁，若单用重镇、滋润之品，则易影响其条达之性，故方中又以茵陈、川楝子、麦芽三药清泄肝阳之有余，条达肝气之郁滞，使肝气条达，疏泄正常，则阳亢自平。甘草调和诸药，与麦芽相伍，并能和胃调中，以减少药物碍胃之弊。诸药合用，镇肝潜阳，柔润息风，为标本同治之良方。如咳嗽有痰，加胆星、瓜蒌；喘促明显，可加杏仁、厚朴；口干明显，可加石斛。

中药封包治疗：王氏2号塌渍方（组成：广藿香、川芎、栀子、蒲公英、地龙、黄芩、冰片、防风）。

（2）邪微胀缓期

1）脾肾阳虚

主症：呼吸浅短难续，声低气怯，甚则张口抬肩，倚息不能平卧，咳嗽，痰白如沫，咳吐不利，胸闷，心慌，形寒汗出，舌淡或紫暗，脉沉细数无力或结代。

治法：温补肺肾，纳气平喘。

方药：和饮肾气丸。药用干姜、细辛、茯苓、五味子、炙甘草、熟地黄、山萸肉、山药、熟附子、桂枝、泽泻、茯苓、牡丹皮等。

方解：本方由苓甘五味姜辛汤化裁而来。方中干姜既能温肺散寒以化饮，又能运脾阳以化湿，辅以细辛行水，温肺散寒，助干姜以温化痰水之寒，则寒水化而津液四布。辅以茯苓健脾渗湿利水，一以导邪气从小便而去，一以治生痰之源，使脾阳复则痰无所居，五味子敛肺气，制约细辛，勿使其散太过，以固耗散之真气。甘草、干姜相伍，名甘草干姜汤，以复脾胃之阳，使寒痰归于正化。熟地黄甘温，滋阴补肾；辅以山萸肉性酸微温，补肝肾，涩精气；山药健脾补虚，滋肾固精；附子回阳补火，散寒除湿；桂枝温肾助阳，化气行水。泽泻通调水道，茯苓健脾渗湿，牡丹皮清泄肝火，三药合用，泻肾肝脾三脏，与熟地黄、山药、山萸肉相辅相成，补中有泻，以泻助补。泽泻、茯苓，通调水道，健脾渗湿，配桂枝温化膀胱而利小便。内有郁热，可加生石膏；心火旺，加黄连。

中药封包治疗：定喘4号方（组成：石菖蒲、麻黄、艾叶、细辛、桂枝、高良姜、小茴香、白芥子）。

2）肾精亏虚

主症：咳嗽，痰少质黏难出，喘促，活动后明显，胸膈满闷如塞，腰膝酸软，两颧潮红，五心烦热，胸闷气短，舌红，苔少，脉细数。

治法：补肾填精，纳气平喘。

方药：知柏麦味地黄汤。药用熟地黄、山药、山萸肉、牡丹皮、泽泻、茯苓、麦冬、五味子、知母、黄柏等。

方解：方中重用熟地黄甘温滋肾精为主药。山药能健脾补虚，滋精固肾，治诸虚百损，疗五劳七伤，山萸肉温养肝肾而涩精，合熟地黄以滋肾阴、养肝血、益脾阴，涩精止遗。泽泻通调水道，茯苓健脾渗湿，牡丹皮清泄肝火，三药合用，泻肾肝脾三脏，与熟地黄、山药、山萸肉相辅相成，补中有泻，以泻助补。知母、黄柏共用滋阴降火。麦冬、五味子合用滋肾敛肺。诸药合用，共奏补肾填精、纳气平喘之效。气短、乏力明显，加党参、黄芪；心烦多梦，合导赤散。

中药封包治疗：王氏2号塌渍方（组成：广藿香、川芎、栀子、蒲公英、地龙、黄芩、冰片、防风）。

4. 验案举隅

病案一

患者女性，82岁。

患者于2013年5月27日以"胸闷、气短10天"为主诉就诊于笔者门诊。

现症：胸闷，气短，稍动尤甚，偶有咳嗽，痰色黄，质黏难出，心慌，易惊，嗳气，纳可，眠可，小便黄，大便干结，如羊屎状，艰涩难行，4～5日一行，舌红，苔白，脉结代，略弦紧。

中医诊断：肺胀。

辨证：寒饮伏肺证。

西医诊断：慢性阻塞性肺疾病。

治法：温肺逐饮，前后分消。

方药：①青龙定喘汤加减。

组成：炙麻黄10g，白芍15g，桂枝15g，干姜15g，天花粉20g，炙甘草5g，五味子7g，防己10g，葶苈子30g，生大黄（后下）12g，桃仁10g，红花10g，知母10g，细辛5g，花椒7g。

5 剂，水煎取汁 300mL，每次 100mL，每日 2 次口服。

②中药王氏 2 号塌渍方外敷双肺 7 天。

二诊：患者服上方后仍有活动后气短，但较前明显减轻，胸闷缓解，无咳嗽，偶有咳痰，痰色白，质黏难于咯出，口干、口苦，午后双下肢轻度浮肿，纳可，眠可，小便黄，大便干，如羊屎状，3 日一行，舌红，苔黄厚，边有剥脱，脉右弦，左关略浮。

①方药：初诊方中生大黄改为 15g，加黄连 10g。7 剂，水煎取汁 300mL，每次 100mL，每日 2 次口服。

②中药王氏 2 号塌渍方外敷双肺 7 天。

三诊：患者活动后喘促明显减轻，偶有咯痰，色白质黏难出，口干、口苦，欲饮水，偶有头晕，午后双下肢轻度浮肿稍有缓解，纳可，眠可，小便黄，大便干，如羊屎状，3 日一行，舌红，苔黄厚，边有剥脱，脉滑数。

①方药：初诊方中生大黄改为 15g，再加生石膏 30g，连翘 20g，芒硝 3g。7 剂，水煎取汁 300mL，每次 100mL，每日 2 次口服。

②中药王氏 2 号塌渍方外敷双肺 7 天。

四诊：患者喘促明显减轻，偶有少量白黏痰，痰量较前明显减少，口干、口苦、头晕较前减轻，双下肢浮肿缓解，纳可，眠可，小便正常，大便 3～4 日一行，略成形，舌边尖红，苔黄厚而干，脉滑。

①方药：白蔻仁 10g，藿香 10g，茵陈 20g，滑石 20g，竹叶 15g，木通 10g，石菖蒲 15g，黄芩 15g，连翘 15g，浙贝母 15g，射干 10g，薄荷 10g，大黄 10g。7 剂，水煎取汁 300mL，每次 100mL，

日 2 次口服。

②中药王氏 2 号塌渍方外敷双肺 7 天。

后期随诊患者诸症改善，停药。

按语：本案患者，年老久病，痰饮内停，渐伤津液，故燥屎内生，肺之宣发被遏，则气机往还于肺间，则肺叶胀满，作闷作喘，又因年老脾胃运化失职，且肺气不能通调水道，水邪留滞肠间，饮结于里，气机阻滞，水饮停滞不化，津不上承，阳气阻遏，故治当温肺化饮，前后分消，选用小青龙汤合己椒苈黄汤加减。《灵枢·营卫生会》有云，"老者之气血衰，其肌肉枯，气道涩，五脏之气相搏，其营气衰少而卫气内伐。"故其易营血亏虚，内生瘀血，故在治疗上予桃仁、红花兼祛其瘀，然吾投方之时念及该患八十有余，五脏皆虚，药石之品不宜过于峻猛，故在泻下之时兼以养阴，投石问路，以试患者病之虚实。

二诊时患者喘促明显减轻，痰浊之阻渐退，其舌苔转黄，有化热之象，故调整大黄用量，且配黄连清其心胃之火，以防中焦内郁化热更损其气。

三诊时患者热象进一步显露，因脾胃渐衰，气血渐耗，热郁成毒，且湿浊兼见，上扰神窍，故加石膏、连翘清热解毒，化其湿浊。此时如手持湿衣，近火烤之，若欲衣干则手难不热，故继续予以前方加减。

四诊因正值夏时，暑热渐盛，且患者大便渐成形，故调整处方，予甘露消毒加减，清其湿热，同时继予大黄通利腑气，荡涤湿浊，则诸症皆除。

其病全程配以王氏 2 号塌渍方外敷双肺以宣散郁火，制约其热甚之效。

病案二

患者男性，63 岁。

患者于 2021 年 11 月 22 日以"活动后喘促，气短 8 年，加重 2 个月"为主诉就诊于笔者门诊。患者 8 年前无明显诱因出现活动后喘促，气短，就诊于中研医院，做相关检查后诊断为"COPD"，口服中药（具体不详）治疗，症状稍缓。2 个月前因天气转凉后症状加重，遂来笔者门诊求治。现症：活动后喘促，痰白，质黏，量多易咯，乏力，耳鸣，头晕，纳可，眠差，二便可，舌质红，苔薄白，脉弦数略软。

中医诊断：肺胀。

辨证：肺虚肝旺，肺气壅滞证。

西医诊断：慢性阻塞性肺疾病。

治法：平镇肝阳，宣肺平喘。

方药：镇肝熄风汤加减。

组成：白芍 30g，天冬 10g，玄参 10g，生龟甲（先煎）15g，代赭石（先煎）20g，茵陈 30g，生龙骨（先煎）30g，生牡蛎（先煎）30g，炒麦芽 30g，炙甘草 10g，川楝子 5g，牛膝 25g，黄连 10g，麻黄 7g，紫石英（先煎）30g，蝉蜕 10g。10 剂，水煎取汁 300mL，每次 100mL，每日 2 次口服。

二诊：患者服中药后喘促明显改善，痰量减少，质稀易咯，乏力好转，食眠可，小便频，自觉发热尿痛，大便如常，治予前方加全瓜蒌 30g，车前子（包煎）20g。10 剂，水煎取汁 300mL，每次 100mL，每日 2 次口服。

随访无咳嗽、咳痰，活动后喘促明显缓解，故停药。

按语：患者为肺胀，肺胀本质为肺气不宣，再因肝阳偏旺，上扰于肺，随后出现肺气壅滞，不得宣肃，津液亦不得布散，郁而化痰，进而郁而化热，从而引起咳痰。故予镇肝熄风汤加减以平镇肝阳，恢复肝脏正常疏泄之功，使肺气得宣。

病案三

患者男性，82 岁。

患者于 2015 年 4 月 7 日以"反复咳嗽，咳痰，喘息 20 余年，加重 1 周"为主诉就诊于笔者门诊。患者 20 年前感寒后出现咳嗽，咳痰，自行口服止咳药物后好转，但此后症状每于天气寒冷时反复出现，症状逐年加重，并出现喘息。1 周前天气转凉，症状加重。现症：咳嗽，咯白色泡沫样黏痰，量多，活动后喘息，气短，颜面及肢体水肿，平素畏寒，肢冷，时有头晕，口干，腹胀，小便少，大便干，2～3 日一行，舌质暗红，边有瘀斑，苔白滑，脉弦略紧。

中医诊断：肺胀。

辨证：外寒内饮，肺气壅滞证。

治法：温肺化饮，宣畅肺气。

方药：青龙定喘汤加减。

组成：蜜麻黄 10g，干姜 15g，细辛 5g，姜半夏 10g，炙甘草 5g，白芍 15g，五味子 7g，桃仁 10g，红花 10g，防己 10g，花椒 7g，葶苈子（包煎）30g，酒大黄 12g。5 剂，水煎取汁 300mL，每次 100mL，每日 2 次口服。

外用药：中药王氏 2 号塌渍方外敷双肺 7 天。

二诊：患者口服中药 1 天后，大便已通，质干，每日 2 次。服药第 3 天，大便质稀，每日 2～3 次，双下肢及颜面水肿减轻，咳嗽及咳痰减轻，痰量减少。服药 5 天后，患者咳嗽减轻，咳白色黏痰，痰量减少，喘息好转，颜面及肢体水肿减轻，头晕及腹胀好转，口干，头晕略有改善，二便正常，舌质暗红，瘀斑减少，苔薄白，脉弦。

①方药：白芍 20g，天冬 15g，玄参 15g，龟甲 20g，代赭石 20g，茵陈 15g，炒麦芽 15g，牛膝 15g，川楝子 7g，生龙骨 20g，生牡蛎 20g，甘草 10g。5 剂，水煎取汁 300mL，每次 100mL，每日 2 次口服。

②中药塌渍 2 号方外敷双肺 7 天。

按语：本医案为肺胀病，其本为肺气亏虚，阳气不足。患者肺病日久，久咳久喘，耗伤肺气，肺之体用俱损，且阳气不足，水液运化失常，化为痰饮，寒水相搏，内外相引，饮动不居，水寒射肺，肺失宣降，故咳喘痰多而稀，喘促；津液不归正化，大肠津亏，不能正常传化排泄，则大便干结不畅，津液不能上承则口干；饮邪停留于肌肤肢体，则颜面及肢体水肿，故经温肺化饮、前后分消治疗后，饮邪得以祛除，阳气来复，邪气从大肠排泄。

经治疗后，患者饮邪得散，咳喘减轻，水肿消退，但其本为肺气亏虚，肺虚则肃降无权，无力制约肝气，肝气冲逆于上，木叩金鸣则咳喘，故在后续治疗时以"釜底抽薪"即平肝潜阳，纳气平喘之法。肺胀的治疗应根据"脏腑相关，脏腑相干"的辨证思路，其本为肺虚，结合脏腑功能之盛衰调整治法，使邪气得去，肺之体用恢复正常。

九、肺痨

肺痨是由于正气不足，感染痨虫，侵蚀肺脏所致的一种具有传染性的慢性虚弱性疾患，以咳嗽、咯血、潮热、盗汗及身体逐渐消瘦为主要临床特征。病轻者，不一定诸症悉，甚全尤任何明显症状，重者则每多兼见。笔者认为，正气虚弱是肺痨的主要发病基础，由于肺主呼吸，受气于天，吸清呼浊，若肺脏本体虚弱，卫外功能不强，或因其他脏器供养不足，导致肺虚，则"痨虫"极易犯肺，侵蚀肺体而发病。因而在临床表现上，本病多见干咳、咽燥、痰中带血以及喉痒声嘶等肺系症状。肺痨有三性：①传染性（痨虫感染，即结核杆菌感染）；②慢性（绝大多数逐渐起病，呈急性发作者很少）；③消耗性（见全身虚弱不足之症）。肺痨有四大主症：①咳嗽（久延不已的慢性咳嗽）；②咯血（轻者为痰中带血，重者可大口咯血）；③潮热（下午发热，傍晚为著，子时后渐轻，上午凉爽）；④盗汗（寐中出汗，醒时汗止）。

1.历史沿革

《黄帝内经》认为本病是属于"虚劳"范围的慢性虚损性疾病，如《素问·玉机真藏论》说："大骨枯槁，大肉陷下，胸中气满，喘息不便，内痛引肩项，身热，脱肉破䐃。"华佗《中藏经·传尸论》认识到本病具有传染的特点，认为："人之血气衰弱，脏腑虚羸……或因酒食而遇，或因风雨而来，或问病吊丧而得……中此病死之气，染而为疾。"《仁斋直指方》提出"治瘵疾，杀瘵虫"的论点。朱丹溪倡导"痨瘵主乎阴虚"之说，确立了滋阴降火的治疗大法。葛可久《十药神书》收载十方，为我国现存第一部治疗肺痨的专著。《医学入门·劳瘵》指出"潮、汗、咳嗽，或见血，或遗精，泄分轻重，轻者六症间作，重者六症兼作"，概要地提示了本病的六个主证。《医学正传·劳极》确立了本病杀虫与补虚的两大治疗原则。

2. 病因病机

（1）肺痨的基础

正气虚弱、肺气不足、卫表不固是肺痨发病的基础。总体来讲，一由于酒色过度，耗损精血，劳倦太过，正虚受感，或思虑过度，忧思伤脾，脾虚肺弱，导致后天失调；二者先天素质不强，因母亲孕期或儿童婴幼儿期营养发育不良所致，导致禀赋不足，此种情况因现代生活水平提高而逐年减少，取而代之为饮食不"洁"（食物化肥、农药残留过多），暖饱过度，损伤脾胃，土不生金，肺气自弱；三为大病或久病后失于调治（如麻疹、哮喘等病）。邪之所凑，其气必虚，正虚是痨虫入侵和引起发病的主要内因。

在正虚的基础上，感染痨虫，成为肺痨发生的关键。痨虫的侵犯途径为腠理，固护卫气是预防的重点。临床上发现，有些人感染不一定发病，仅在多年后行肺部 CT 发现钙化灶，患者诉未感到过明显不适。这类群体有共同特点：素体并未损伤，不过在某一时刻因天气变化或劳倦等因素，正气稍显不足，恰巧遇痨虫传播，但一过性虚劳得缓，正气得复，便与幼期痨虫相抗争，将痨虫杀灭，而无任何不适症状，不会发病。反之，如正气不足，痨虫侵蚀肺脏，如蚕蚀叶，则肺体损伤，肺痨发生。

（2）肺痨的病位

肺痨的病位主要在肺。《普济本事方》明确提出本病的病因为"肺虫"，病位主要在肺。但临床上本病还可累及多个脏腑及器官，多先累及脾肾，进而波及全身，出现胸膜结核、骨结核、肾结核、肝结核、皮肤结核、睾丸结核等。因肺为娇脏，痨虫最易侵袭肺脏。

（3）病因病机

在正气虚弱的基础上，患者感染痨虫，肺脏被侵蚀，正气不能与之抗争，从而出现咳嗽、咯血、潮热、盗汗及身体逐渐消瘦等临床症状。

《丹溪心法·痨瘵》倡"痨瘵主乎阴虚"之说，突出病理重点，确立了本病滋阴降火的治疗大法。肺痨以阴虚为主，久病迁延不愈，则可出现子盗母气，肺阴不足，耗伤脾气，故可出现气阴两伤。病情继续发展，则可出现阴虚火旺，进而耗伤肾精，阴阳皆无所化，故而出现阴损及阳，阴阳俱损。

3. 辨证论治

治疗当以补虚培元和抗痨杀虫为原则。

《医学正传·劳极》云："治之之法，一则杀其虫，以绝其根本；一则补其虚，以复其真元。"此外，还应适时结合清火、祛痰、止血等法进行治疗。治疗大法应根据本病"主乎阴虚"的病理特点，以滋阴为主，火旺的兼以降火，如合并气虚、阳虚见证者，则当同时兼顾。杀虫主要是针对病因治疗。补虚杀虫应根据体质强弱分别主次，但尤须重视补虚培元，增强正气，以提高抗病能力。调补脏器重点在肺，并应注意脏腑整体关系，同时补益脾肾。

（1）肺阴亏虚

主症：干咳，咳声短促，或咯少量黏痰，或痰中带血丝或血点，血色鲜红，胸部隐隐闷痛，午后手足心热，皮肤干灼，口干咽燥，或有轻微盗汗，舌边尖红苔薄，脉细或细数。

治法：滋阴润肺，清热杀虫。

方药：月华丸加减。药用天冬、麦冬、熟地黄、生地黄、沙参、百部、川贝母、阿胶、三七、菊花、桑叶、山药、茯苓。

方解：方中天冬、麦冬、熟地黄、生地黄、沙参滋阴润肺；百部、川贝母润肺止咳，兼能杀虫；阿胶、三七止血合营；菊花、桑叶清肃肺热；山药、茯苓健脾益气，培土生金，以资生化。若咳嗽频繁而痰少质黏者，加百合、杏仁、炙枇杷叶以润肺化痰止咳；痰中带血丝较多者，加白及、仙鹤草、白茅根、蛤粉炒阿胶等和络止血；若潮热骨蒸甚者，酌加银柴胡、地骨皮、功劳叶、青蒿等以清虚热。

（2）阴虚火旺

主症：呛咳气急，痰少质黏或吐黄稠痰，量多，时时咯血，血色鲜红，午后潮热，骨蒸，五心烦热，颧红，盗汗多，口渴，心烦，失眠，性情急躁易怒，或胸胁掣痛，男子可见遗精，女子月经不调，形体日渐消瘦，舌红而干，苔薄黄或剥，脉细数。

治法：补益肺肾，滋阴降火。

方药：百合固金汤合秦艽鳖甲散加减。药用百合、麦冬、玄参、生地黄、白芍、熟地黄、桔梗、贝母、甘草、秦艽、青蒿、柴胡、地骨皮、鳖甲、知母、乌梅、当归等。

方解：方中百合、麦冬、玄参、生地黄滋阴润肺生津；当归、白芍、熟地黄养血柔肝；桔梗、贝母、甘草清热化痰止咳；秦艽、青蒿、柴胡、地骨皮退热除蒸；鳖甲、知母、乌梅滋阴清热。若火旺较甚，热势明显升高，酌加胡黄连、黄芩、黄柏等苦寒泻火坚阴；痰热蕴肺，咳嗽痰黄稠浊，酌加桑白皮、知母、金荞麦根、鱼腥草等清化痰热。咯血较著者去当归，加黑山栀、紫珠草、大黄炭、地榆炭等凉血止血；血出紫暗成块，伴胸胁掣痛者，可酌加三七、茜草炭、花蕊石、蒲黄、郁金等化瘀和络止血；盗汗甚者可选加乌梅、煅牡蛎、麻黄根、浮小麦等敛营止汗；声音嘶哑或失音可加诃子、木蝴蝶、凤凰衣、胡桃肉等润肺肾而通声音。

（3）气阴耗伤

主症：咳嗽无力，气短声低，咯痰清稀色白，偶或痰中夹血，或咯血，血色淡红，午后潮热，伴有畏风，怕冷，自汗与盗汗并见，面色㿠白，颧红，纳少神疲，便溏，舌质嫩红或舌淡有齿印，苔薄，脉细弱而数。

治法：养阴润肺，益气健脾。

方药：保真汤加减。药用太子参、白术、黄芪、茯苓、炙甘草、麦冬、天冬、生地黄、五味子、当归、白芍、熟地黄、地骨皮、黄柏、知母等。

方解：方中太子参、白术、黄芪、茯苓、炙甘草补益肺脾之气；麦冬、天冬、生地黄、五味子滋阴润肺；当归、白芍、熟地黄滋补阴血；地骨皮、黄柏、知母滋阴退热。夹有湿痰症状者，可加半夏、陈皮以燥湿化痰；咯血量多者，可酌加花蕊石、蒲黄、仙鹤草、三七配合补气药以止血摄血；如见纳少腹胀，大便溏薄等脾虚症状明显者，酌加扁豆、薏苡仁、莲子肉、山药等甘淡健脾；慎用地黄、阿胶、麦冬等滋腻之品，以免妨碍脾之健运，必要时可佐陈皮、麦芽等以助脾运。

（4）阴阳两虚

主症：咳逆喘息少气，咯痰色白或夹血丝，血色暗淡，潮热，自汗，盗汗，声嘶或失音，面浮肢肿，心慌，唇紫，肢冷，形寒，或见五更泄泻，口舌生糜，大肉尽脱，男子滑精、阳痿，女子经少、经闭，舌质淡或光嫩少津，脉微细而数或虚大无力。

治法：温补脾肾，滋阴养血。

方药：补天大造丸加减。药用黄芪、人参、山药、枸杞子、龟甲、鹿角、紫河车、生地黄、当归、酸枣仁、远志、白芍等。

方解：方中黄芪、人参、山药补肺脾之气；枸杞子、龟甲填补阴精；鹿角、紫河车滋补精血，以助阳气；生地黄专滋肾水；当归、酸枣仁、远志、白芍养血宁心安神。若肾虚气逆喘息者，配胡桃仁、冬虫夏草、蛤蚧、五味子等摄纳肾气以定喘；阳虚血瘀水停者，可用真武汤合五苓散加泽兰、红花、北五加皮温阳化瘀行水。五更泄泻者，配用煨肉豆蔻、补骨脂以补火暖土。慎用地黄、阿胶、当归等滋腻润肠之品。

4. 医案举隅

患者男性，40岁。

患者2个月前因咳嗽、咳痰于某三甲医院行肺部CT检查，诊断为肺结核（活动期），后于传染病医院就诊，口服抗结核药物治疗，服用50天因肝功能异常而停药，现口服"肝爽颗粒、水飞蓟宾"，为求中医治疗，今就诊于笔者门诊。现症：咳嗽，咳痰，乏力，头晕，盗汗，口渴，纳可，睡后易醒，大便略干，小便正常，舌质红，苔薄黄，脉沉弱。

中医诊断：肺痨。

辨证：气阴两伤，痨虫伤肺。

西医诊断：肺结核。

治法：滋养肺肾，止咳化痰。

方药：百合固金汤加减。

组成：生百合 40g，熟地黄 20g，生地黄 20g，玄参 10g，浙贝母 15g，桔梗 7g，麦冬 15g，白芍 40g，当归 15g，石斛 30g，紫菀 20g，百部 20g，神曲 15g，生黄芪 30g，炙甘草 5g。15 剂，水煎服。

嘱患者目前中药治疗不能代替抗结核药治疗，请继续于传染病医院就诊。1 个月后随访，患者无咳嗽、咳痰症状，乏力、盗汗明显减轻，肝功能恢复正常，故停药。

按语：本方为治肺肾阴亏，虚火上炎的常用方剂。方中百合，生、熟地黄滋养肺肾之阴，为主药，百合润肺滋燥，清热宁心，为保肺宁神，清金润燥之品。熟地黄滋补肝肾之阴，张景岳盛称其功云："阴虚而火升者，非熟地之重，不足以降之。"生地黄甘寒，以滋养阴血为用，补肾水以滋真阴之不足，为益阴上品。麦门冬、玄参共为辅助。麦门冬甘而微苦寒，加石斛，滋养脾胃之阴，助百合润肺止咳，合地黄则补肺肾之阴，金水乃得相生。玄参味苦微寒，启肾水上潮于肺，滋阴液而清降虚火，故能壮水制火而宁金。当归、白芍、浙贝母、桔梗共为佐药，当归引血入经，芍药平肝以保肺，贝母、桔梗清肺化痰止咳。甘草调和诸药，合桔梗利咽化痰而为使药。本方以百合固金汤为主方，辅以百部杀痨虫，紫菀止咳，黄芪补气升阳。诸药合用，使肺肾得养，阴液充足，虚火能降，肺金宁而肺气固，诸症自能随之而愈。

十、肺异生物

目前随着高分辨 CT 的广泛使用，肺部的微小病灶被越来越多地发现。肺部 CT 可见肺野中单一成多发的边界清楚的、不透明的影像。其中直径 ≤ 30mm、周围为含气肺组织所包绕的病灶被统称为肺结节，肺结节不伴肺不张、肺门增大或胸腔积液表现。直径 > 30mm 的病灶被称为肿瘤（块）。肺结节和肿瘤分为良性和恶性两大类。肺结节尤其是影像学上具有磨砂玻璃特征的肺结节，通过支气管镜下穿刺、经皮肺穿刺、手术切除获取组织做病理检测或连续追踪监测，最终证实其恶性率达 70%。肺结节和肺肿瘤的病变，笔者将其统称为肺异生物。

1. 历史沿革

癌是指起源于上皮组织的恶性肿瘤，而发生在支气管黏膜上皮和腺体的恶性肿瘤我们称为肺癌。在中医术语中，肺癌也被称为"肺岩"。笔者将其重新定义为肺异生物，因为它是在体内异生环境形成，在原本正常肺脏出现生长失控的新生物，可对肺脏的生理功能产生破坏性的影响。异生环境的形成离不开外在和内在因素的影响，外在因素如吸烟、大气污染等，内在主要与脏腑的失衡有关。

2. 病因病机

肺异生物多发于老年人，就其发生的病理过程而言，与肺痹相似。二者病位皆在于肺；基础皆为肺中虚冷；病理因素皆为痰湿瘀血；病位都在肺而累及其他四脏六腑；最终都会形成肺痿和虚劳。其根本不同在于病理性质，肺痹的病理性质为肺肾虚冷，痰湿瘀血滞留；而肺异生物为肝肾不足，痰湿瘀血滞留。由于其病理性质的不同导致了其加重因素的不同，肺痹多体现在肺肾阳衰，痰湿瘀血痹阻更甚；肺异生物多体现在肝肾阴伤，向肺输送痰湿瘀血过多。其实虚冷状态的形成过程为很多疾病发作的基础，只不过因先天或后天因素导致脏腑强弱不同，邪气会寻找相对薄弱的地方进行突破／留着，从而引发不同的疾病。对于肺异生物的发生，情绪因素是最为主要的原因。此类患者多情绪忧思，性情多焦躁易怒。悲忧伤肺，肺虚则主气不能，宣发、肃降不及。思虑过度则伤脾，日久则脾虚，中焦脾胃呆滞，一方面精微物质化生不足，肺失所养，金不生水，则肾精生成不足。另一方面湿邪困阻中焦，肝失疏泄，肝火常旺，母病及子则心火常旺。因心为火脏，主神，所有神志变化皆应于心，五志过极皆会使心火变旺，暗耗心血。思虑过度，夜不能眠，卫阳不得内敛，血不归肝，肝血亏虚，则肝火亦旺。因精血同源，耗血即伤精，心肝火旺亦消耗肾精，造成水不涵木，肾精不能上济心火，又会使心肝之火更旺，如此恶性循环日久则肾精消耗殆尽，中焦更伤，脾肺更虚。最终形成肾精亏耗，肝阴不足，心肝火旺，肺脾气虚之证。而肺朝百脉，心主血脉，心肝火旺，肺受火灼，日久则百脉受损，内生瘀血，而肝火上冲，携痰湿瘀血上逆于肺，肺失宣降，痰瘀结聚日久，则内生肿物，肿物结聚于内，肺欲祛邪外出则咳嗽。手术之后，正气耗损过度，肾精亏耗更甚，命火不足则诸脏虚冷，三焦气化不利，水液代谢失常，在上焦为肺失肃降，精微不得布散，水液不得向下输送；在中焦为脾阳虚损，运化失司，不能升清，胃失和降，中焦斡旋无力，湿邪内生；在下焦为膀胱气化不利，大肠、小肠之分清泌浊功能皆受其害，致饮留肠间。进入冬季，一方面阳气内敛，肾精不足，阴不配阳，虚阳浮越；另一方面雾霾严重，肺受其害，对中焦消耗更甚，日久则形成湿热。湿热上蒸，肝火常旺，痰、血、水、津皆受其带动而留滞于肺，而肺宣肃不及，致饮邪内停，日久则成悬饮。在此状态下，一方面命火不足，脾之运化、肾之气化失司，皆会使精微物质不得正化，使体内阴液化生不足；另一方面心肝火旺、肠胃湿热皆会伤阴，消耗肾精。而肾精亏耗，精微不能正化，水津不得布散，则诸脏失于濡养，加之心肝火旺，大肠湿热蕴结日久，皆使阴伤更重，肝阴不足更加明显。患者之胸闷、气短、活动后喘促为肺虚不能主气所致；咳嗽为浊邪害清，肺欲祛邪外出自救的表现；咳痰呈泡沫状、口干、鼻干、口苦、眼干涩、心慌为阴血耗伤；脏腑火旺所致，盗汗则为阴伤火旺，夜间卫阳内行，阴不配阳，蒸津外泄所致；胃胀、恶心为胃失和降，胃气上逆所致；腰膝酸软、手足凉冷、小便排出无力、自汗，为肾精、命火不足，阳气亏虚所致，同时饮邪内停，阻碍气机，亦可使手足凉冷；左胁肋胀痛为肝阴不足，失于疏泄，不能上升所致。

另外，就肺异生物的发病因素而言，还有体质的遗传、生活环境的干扰、饮食的损伤等，但终成肺虚，肝肾不足，痰湿瘀血积聚于肺而发病。

（1）外在诱发因素

1）吸烟

吸烟是引起肺癌最常见的原因，约85%肺癌患者有吸烟史，包括吸烟和已戒烟者（定义为诊断前戒烟至少12个月）每天吸烟1包，有吸烟史20～30年的人群罹患肺癌的危险明显增加。与从不吸烟者相比，吸烟者发生肺癌的危险性平均高10倍，重度吸烟者可达10～25倍。已戒烟者罹患肺癌的危险性比持续吸烟者低，但与从未吸烟者相比危险性仍高9倍，随着戒烟时间的延长，发生肺癌的危险性逐步降低。吸烟与肺癌之间存在着明确的关系，开始吸烟的年龄越小，吸烟时间越长，吸烟量越大，肺癌的发病率和死亡率就越高。二手烟或被动吸烟也是肺癌的病因之一，非吸烟者与吸烟者结婚共同生活多年后其肺癌风险增加，且其罹患肺癌的危险性随配偶吸烟量的增多而升高。烟草已列为 A 级致癌物，吸烟与肺癌所有病理类型均相关。

2）职业致癌因子

某些职业的工作环境中存在许多致癌物质。已被确认的致癌物质包括石棉、砷、双氯甲基乙醚、芥子气、电离辐射和微波辐射等。因为肺癌的形成是一个漫长的过程，其潜伏期可达 20 年或更久，故不少患者在停止接触致癌物质后很长时间才发生肺癌。

3）遗传和基因改变

遗传因素与肺癌也有一定的的相关性，现已逐渐受到重视。例如有早期肺癌（60 岁前）家族史的亲属罹患肺癌的危险性升高 2 倍。

（2）内因

1）肺气不足

吸烟、咳嗽日久或其他因素的影响使肺气不足，不能主气，滞气、瘀血、痰湿阻于肺脏局部，则异生环境（微环境）形成。首先，"气为血之帅"，血、津液等阴性物质的运行全赖于气的推动作用，而"气之源头在乎脾"，宗气又为脾运化之水谷精微与肺中清气二者相合的产物，故于肺脾虚冷之时，则宗气生成不足，对血液的推动作用减弱，血行迟缓，易于停留于局部而成瘀血；第二，肺为娇脏，受百脉朝会，又为向外宣泄浊邪的重要器官，故痰饮、湿邪易于留着于肺，滞留日久则会浸渍肺络，因痰饮、湿邪具有重浊黏滞之性，会阻碍血液运行，加之气虚血液运行迟缓，则更易形成瘀血；第三，在此状态中心肝之火常会相对偏亢，火灼肺金日久则会损伤肺络。

2）肝火失令

肺治节有权，气机升降正常，诸脏则可各司其职。其中肺对肝脏的制约作用最为重要，因肝主疏泄，调畅气机，肝阳上升时受到肺金的压制而不致过亢。如今肺金不足，肃杀不行，肝无所制，相火妄动，肝火代心火司令主掌异生环境（微环境）之生杀。肝之功能的发挥需受血液的濡养，心神清明，心主血脉功能正常，血液在心气的推动下运达周身，濡养五脏六腑、四肢百骸、肌肉皮毛，机体功能得以正常发挥。肝失条达及疏泄，日久导致体内气血运行不畅，经络闭阻，留聚不散则成瘀；肝郁失于疏泄，脾虚不能运化水湿，聚久生痰，形成气滞、血瘀、痰凝、毒聚等病理产物，为肺异生物的发生创造基础。

3）心神失控

心主神志，在中医学理论中，神有广义和狭义之分。广义之神，是指整个人体生命活动的外在表现。狭义之神，即是指心所主的神志，即人的精神、意识、思维活动。《素问·灵兰秘典论》云："心者，君主之官也，神明出焉。"《素问·邪客》云："心者，五脏六腑之大主也，精神之所舍也。"

心主神明的生理功能正常，则神志清晰，思维敏捷，精神充沛；若心神受损，则人之代谢失于掌控或掌控不达于异生环境（微环境）。神之用在于君火的支持，若君火不明，神失所主则肝火夺而司君火之令，肝火暴虐，冲逆于肺，使肺之局部异生环境（微环境）失调，助长肺异生物的形成。

当君火司令，主明下安时生命活动是有序进行的，在外表现为五脏六腑、四肢百骸功能活动有序；在内表现为人体各器官组织的细胞代谢、线粒体活动（气化功能）正常，原癌基因与抑癌基因达到一个相互平衡的状态。而病理状态下君主不明，肝火替君火司令，则五脏六腑、四肢百骸功能活动失常；在内细胞生长异常，线粒体DNA突变（出现细胞无限增殖、接触抑制现象丧失，异生细胞间黏着性减弱等），原癌基因与抑癌基因之间失衡，生命活动紊乱。若五脏六腑、四肢百骸出现滞气、瘀血、痰湿等异常微环境，同时出现相火司令或君主不明的情况，即局部通行不畅，加之心神不宁，神主错乱，则导致阳气堆积，异生而长，出现胃异生物、肝异生物等病变。

就病因而言，在社会飞速发展的今天，伤害人体的因素还远不止这些，比如对外在因素而言，最严重的当属空气的污染、误吸有毒气体，另外还有某些地区超过人体承受范围的紫外线照射、电磁的辐射等。对内伤而言除了不节制的饮食之外，更可怕的还有因农药的普及、工厂污染物的排放，与其同样可怕的还有近些年来各种人造食物的诞生，这些食物不能被脾胃正常消化吸收，终致脾胃不足。此外，当今社会人们的工作、生活压力越来越大，精神高度紧张，五志过极，内损五脏，尤以思虑伤脾、郁怒伤肝为主，最终皆可化火，而应于心，使心火偏旺，心血暗耗，心阳不足。其实人体的自我调节能力和代偿能力是很强大的，对先天正常的年轻人而言，即使因工作或生活等诸多因素损伤了五脏，导致了脏腑的失衡，日后若多加休息、调养，会很快恢复正常。对老年人而言，因其素有肾精、命火不足、脏腑虚冷的基础，在外因或内因的影响下，会更易形成脏腑失衡的状态，在此状态下，若无其他病因的干扰，日后保养得当，亦会逐渐恢复或在此相对失衡的状态下长期代偿。

3. 临床表现

（1）早期表现

心神不宁：如间歇而无规律的、短暂的精神恍惚，莫名的悲伤，睡眠的紊乱，其他如多汗、胸闷等。

肝气偏旺：面色潮红、易怒、口苦、目涩、胁胀等。

肝舒不及：面色晦暗、精神抑郁、惊恐、食少纳呆、胸胁刺痛、女子月经不调。

（2）典型表现

肺部症状：经久难愈的干咳、剧咳，无痰、少痰或痰中带血，气短或喘鸣，发热，胸闷，气短。

肺外表现：胸痛；异生物侵犯胸膜可引起呼吸疼痛及胸腔积液；压迫上腔静脉引起上肢及肩部以上浮肿，颈静脉怒张，头痛，呼吸困难；压迫食管可引起吞咽困难；侵犯喉返神经可引起声音嘶哑等。

晚期表现：消瘦、乏力、食少纳呆、眩晕、心悸等虚劳的表现，内伤发热也较常见。

4. 辨证论治

（1）治则

根本治则为解除或改变异生环境（微环境）形成的状态。早期肺异生物应破解异生环境（微环境），压制肝火，养心益神，畅达司令；放化疗期间或手术切除后的患者，尤其阻塞、压迫明显时，应专注于攻陷杀死异生物，同时兼顾放化疗给身体带来的副反应。

（2）治疗的探讨

在后天应助脾之运（调和中焦）使精微归于正化，使后天之本化生营血，营血入心变化而赤，使心有所养，神有所依；在先天应振奋肾之气化。肺脾功能的正常运行全赖命火的温煦，可见命火为宗气得以正常化生、运行的原动力，若命门火衰，少阳升发不利则脾土运化失司，宗气生成无源，痰饮、湿邪、瘀血相即而生。根本性的治疗在于宁心安神，抑肝养肝以使君火司令，主明则下安。

（3）分型论治

1）阴伤肝旺，心神不宁

主症：干咳，胸闷胸痛，喘促气短，胸胁胀满，精神恍惚，口干口苦，心悸，眠差，纳呆，舌质紫暗，舌下络脉迂曲，苔薄黄，脉弦数。

治法：养阴抑肝，宁心安神。

方药：消积1方。药用生地黄、天花粉、白芍、炒薏苡仁、益智仁、乳香、没药、浙贝母、皂角刺、醋龟甲、醋鳖甲、知母、牛膝、川楝子、人参、酸枣仁、仙鹤草、炙麻黄等。

方解：方中生地黄为君药，配合天花粉、白芍以养阴抑肝；炒薏苡仁、益智仁健脾利湿；乳香、没药活血化瘀；浙贝母祛痰散结；皂角刺排脓消痈；醋龟甲、醋鳖甲破积消癥。以上药物针对异生环境的瘀、湿、痰、痈、癥瘕治疗，解除或者改善异生环境。醋龟甲、醋鳖甲与知母配合还可滋阴降火，同时加入牛膝引火下行，压制过亢的相火，使之归位。川楝子一方面疏肝行气，顺应肝木条达之性，有助于相火的平降，另一方面可加速异生环境的痰饮水湿消失。人参益气生津，安神益智，配合酸枣仁加强养心安神之力，恢复心主神明之能。仙鹤草收敛止血，减缓或阻断异生物周围的血液供给。炙麻黄引药入肺经，同时宣通肺络。若夹痰湿，痰黏，加茯苓燥湿化痰；头痛加白芷、川芎等活血止痛；体倦乏力，加黄芪；食欲不振，加神曲；浮肿加泽泻；肝火较甚，头晕目赤，心烦易怒者，加夏枯草以清肝泻火；咳血，加三七粉冲服以凉血止血。

2）阳虚肝滞，心神不用

主症：咳嗽，咯少量泡沫痰，喘促，气短，动则尤甚，心悸，伴有嗳气吞酸、肢冷畏寒、遇凉或饮冷症状发作或加剧，大便溏薄，舌质紫暗，苔白，脉沉弦而无力。

治法：温阳养肝，助益心神。

方药：消积2方。药用干姜、人参、炒白术、炙甘草、白芍、天花粉、炒薏苡仁、乳香、没药、醋龟甲、醋鳖甲、酸枣仁、合欢皮、益智仁、茯苓、炙麻黄、皂角刺、白芥子等。

方解：本方以理中丸为基础：①温补中焦，培土生金，使肺气得复，痰饮瘀血等病理产物自然减少或消失，改变肺中适合异生物生长的微环境。②脾胃为后天之本，化生营血，营血入心变化而赤，使心有所养，神有所依。③相火上行，需得中焦阳气协助，中焦健运则相火上行通达，不郁不滞。④不直接应用暖肝药物是避免造成局部相火堆积。阳虚肝滞患者更易出现痰饮瘀滞，肺络不通现象，故加白芥子温肺祛痰，利气散结通络；加入合欢皮安神解郁，助益心神。阳虚肝滞患者体质更虚，虚不受药，故部分药物较消积1方药量减少。痰中带血加仙鹤草、大小蓟以止血；咯痰多加姜半夏以燥湿化痰；呕吐酸水加黄连以清心降胃。

（4）药物加减

1）常用加减药物

可加柏子仁以养心安神。可加三七以活血化瘀，败酱以祛瘀排脓，芦根祛痰排脓消痈，共同改善异生环境。

2）备选加减药物

可加牛蒡子清火散结；白芷引经（头部转移常选用）；生黄芪补气升阳，补虚排脓；葛根引经（胃肠异生物常选用）；夏枯草降火散结（甲状腺异生物常选用）；延胡索行气止痛（伴有疼痛时常选用）；焦三仙健脾消食，使精微归于正化；紫菀、杏仁、细辛、枇杷叶宣肺通窍止咳（咳嗽明显常选用）；生龙牡、泽泻、车前子利水消肿（伴有胸腔积液常选用）。

3）季节性加减药物

春季：养阴清热加玄参、石斛；宣达少阳加防风、桑枝。

夏季：益气健脾加生黄芪；健脾燥湿加苍术。

秋季：清热利（燥）湿加泽泻、车前子、黄连；健脾消食加焦三仙。

冬季：滋阴清热加黄精、石斛、桑椹子；清心降火加黄连。

（5）术后康复

部分患者术后损伤明显，肺之体用俱损，咳嗽、咳痰、胸痛、胸闷等症突出，CT检查可见肺结构混乱，伴有渗出等改变，可先使用助阳消痈方温阳益气，排痰消痈，兼顾活血化瘀，加快修复术后损伤（后期可酌情选用消积1方或消积2方改变异生环境，防止复发）。

方药：助阳消痈方。药用人参、黑顺片、干姜、炒白术、炙甘草、生薏苡仁、芦根、败酱草、桃仁、冬瓜子、赤芍、炙麻黄、巴戟天、熟地黄等。

术后肺顺应性下降，呼吸功能降低，患者可出现胸闷、气短、乏力、呼吸表浅、精神紧张等现象，应早期进行中医康复治疗。常见的中医康复治疗：①呼吸训练，养成腹式呼吸的习惯，增加呼吸肌力量，改善肺功能情况，减少浊气的留滞，增加清气的吸入量，进而提升肺气宣降能力。②根据患者自身情况，制定运动方案，提高患者运动能力及运动耐力。八段锦、太极拳等传统锻炼方法以其独特的呼吸吐纳方式及相对轻柔、简单的动作运动四肢，使阳气能敷布于全身各处，利于肺气的宣发。③脏腑推拿通过调动人体经气推动气血运行，可降低心肺负担，并辅助调和脏腑。

除此之外，还要注意对患者及家属进行宣教，不仅要对疾病防治相关知识进行讲解，同时还要对患者日常饮食、情绪调整等做出必要的指导，避免内伤情志，饮食过于寒凉、辛辣，损伤脾胃，影响周身气机的运行、肺气的恢复。

5. 验案举隅

病案一

患者男性，56 岁。

患者 20 天前因感受风寒后发热，咳嗽，最高体温 38.4℃，于诊所静点抗生素（具体不详）3 天，症状未见明显缓解，后于当地医院行肺部 CT 检查发现肺内占位，为进一步系统诊治，就诊于吉大一院收入院治疗，后行支气管镜检查，送病理回报提示左肺上叶固有小细胞肺癌。经抗感染、化痰等治疗 8 天，症状好转后出院。出院后仍有干咳，为求进一步中医系统治疗，来我院门诊。现症：干咳，无痰，头晕，恶心干呕，四肢肌肉关节酸楚，活动后双下肢沉重，偶有心悸，纳差，眠可，小便频，大便 2～3 次／日。舌淡红，苔薄白略黄而干；脉浮两寸涩。

否认吸烟饮酒史。

否认高血压、糖尿病、冠心病病史。

中医诊断：肺异生物。

辨证：肝阴不足，心神不宁，痰瘀结聚。

西医诊断：肺癌。

治法：养阴抑肝，宁心安神，兼以化痰通瘀散结。

方药：消积 1 方加减。

组成：生地黄、川楝子、天花粉、炒薏苡仁、白芍、人参、乳香、没药、仙鹤草、醋龟甲、醋鳖甲、益智仁、酸枣仁、浙贝母、知母、皂角刺、炙麻黄、牛膝。20 剂，水煎服，每日 1 剂，每日 2 次口服。

二诊：患者干咳无痰，偶有心悸，右胸隐痛，眼干涩，胃胀。原方加炒山楂、姜半夏等健脾药物以调和中焦。20 剂，水煎服。

三诊：患者咳嗽、胸痛减轻。继续予原方加减。

四诊：患者夜间咳嗽尤甚，体力转佳，面色较红润。予原方加熟地黄、山萸肉等补肾药物以振奋气化。

经过 1 年的中药治疗，患者偶尔干咳，平时如常人。复查肺 CT 肿块缩小。

按语：肺异生物在肺气不足，心神失控，肝火司令的异生环境中形成，所以在治疗中应宁心安神，抑肝养肝，配以消积散异。治疗关键在于调养心神，《素问·灵兰秘典论》论述了人之十二官的功能，曰："心者，君主之官也，神明出焉；肺者，相傅之官，治节出焉；肝者将军之官，谋虑出焉……凡此十二官者，不得相失也。"阐述了脏腑之间是一个严密的系统，心乃君主，其余各脏腑皆听命于心。所以治疗应积极调养心神以使君火司令，主明下安。同时应清除痰湿，重在温化，健脾补肾。心君不能主宰，则诸脏气极逆乱，不能安于本位，脾土不能制约肾水，肾气失于固摄，肾中寒水上泛于肺，受肝之火熏灼、煎熬则成痰。若脾不运化，运化失司，会导致中焦斡旋无力，精微不归正化，一方面会使精微物质生成减少，进而使宗气生成不足；另一方面会使糟粕、浊邪生成增多，困阻中焦，甚至随胃气上逆而使浊邪上犯于肺，加重病情。若命火不足，则三焦气化失司，气机升降逆乱，终致痰湿、水饮内停。

6. 诊治难点分析

（1）临床诊断困难，缺少肺异生物普查的意识，部分肺异生物患者早期临床症状不明显，未予以足够重视，存在漏诊、误诊。部分患者仅在体检中发现可疑结节甚至癌细胞转移后才发现。肺异生物诊断需要肺部 CT、PET-CT、纤维支气管镜、胸腔镜检查等，多数患者仅行肺部 CT 检查，缺少病理分型，不能明确其分型诊断。

（2）部分患者选择手术治疗，术后患者不能做到定期复查，术后复发率高；部分患者早期选择放化疗治疗，但放化疗副作用大，对身体损害严重，影响中药疗效的发挥。

（3）多数患者本人不知情，在治疗过程中不能与其进行完整的病情交待，患者难以坚持中药治疗，依从性差。部分患者知情后又会产生心理压力，情志问题对原有疾病形成影响，导致患者难以积极接受治疗。

（4）肺异生物发生多与生活、饮食习惯、个人情绪、工作环境息息相关，部分患者难以改变原有习惯、脱离原有工作环境，这也会对治疗效果产生影响。

7. 疗效评价

肺异生物是肺系疾病中的难治疾病，病情变化复杂、病理类型繁多。针对不同患者，笔者采用辨证与辨病相结合的方法，从脏腑相关理论出发，在肺异生物病因病机、证候分类、治法确立、方药筛选等方面做了大量的研究，根据病情制定不同的治疗方案，建立肺异生物患者的个性化治疗健康档案。通过对 2018 年整年门诊及疗区收治的 800 余人次临床疗效进行评估，治疗总有效率达 45% 以上。同时通过配合中药外敷塌渍、针灸、推拿点穴、刮痧、拔罐等康复治疗手段，治疗效果突出，有效控制了疾病的进展。

笔者通过总结临床病例发现，对于应用放疗、化疗、生物治疗及靶向药物治疗的患者，中医中药治疗可减少应用放疗、化疗、生物治疗及靶向药物治疗的副作用，减少复发率，明显延长患者寿命，改善患者生活质量。笔者以此为立足点，逐步挖掘中医药在肺异生物及相关并发症治疗上的更多优势，使更多的患者对中医药治疗肺异生物充满信心。

癌症是威胁人类健康和生命最严重的疾病之一，它不仅会给患者身体带来巨大的痛苦，还会给患者心理造成严重负面影响。有研究表明，癌症患者普遍存在抑郁、焦虑、恐惧、悲观、烦躁、易怒、依赖性增强和孤独绝望等不同的心理问题，导致与病理生理之间的恶性循环。

肺异生物患者往往会有悲伤、恐惧、惊吓、忧思的情志，过度悲伤，可使意志消沉，肺气耗伤，临床出现心情沉重、闷闷不乐、精神不振，胸闷，气短等。过度惊吓后心气紊乱，心无所倚，神无所归，出现心悸、失眠等。思虑劳神过度导致气机郁结，伤神损脾，临床见纳呆、胃脘不适、便溏等。

对于了解自己病情的肺异生物患者，往往有一个心理变化，知道自己得病了，心中惊恐、忧伤、逃避，之后选择接受。有一个良好的心态对于肺异生物患者的预后是很重要的。怡情易性的方法主要是应用语言或行为，通过分散或者转移患者的注意力，也可改变其周围环境，通过精神转移，排除或改变患者的不良情绪、习惯或错误认识，即排遣情思、改变心志，使患者有个良好的心情，以利气血调和，调节患者情志，从而达到治疗疾病的目的。让患者心中喜悦，以克服其内心的焦虑、恐惧与紧张情绪。

患者除了有一个良好的心态以外，良好的生活习惯也是至关重要的。当室外暖和，阳光明媚时，鼓励肺异生物患者去室外晒太阳，晒太阳在温煦身体的同时，可使经络通，气血畅，使气机得以舒展，以上午 9 ～ 11 点晒太阳最佳。

肺异生物患者肺气本虚，更应吸入新鲜空气，减少污浊之气对肺的损害。新鲜空气杂质少，氧气含量多，在空气清新的地方活动，可以改善呼吸机能，使肺泡通透性增加，气体交换功能改善，耐受缺氧能力提高。同时新鲜空气可以促进全身的新陈代谢。

肺异生物患者在体力允许的条件下可在公园里进行室外活动，或徒步，或打太极拳、八段锦等。

十一、新型冠状病毒感染

2019 年末，首例新型冠状病毒肺炎病例出现于湖北省武汉市，随后疫情迅速蔓延至全国，现已明确该病病原体为新型冠状病毒，依据本病的临床表现特征和易感人群，笔者将这次的瘟疫称为"寒湿疫"。

2020 年 2 月 11 日，国际病毒分类委员会正式命名该病毒为严重急性呼吸综合征冠状病毒，世界卫生组织（WHO）也宣布，"COVID-19"为这一病毒感染导致疾病的正式名称。截至本书成稿之时，全球感染新型冠状病毒患者已超 4 亿。

本病由于病原体的突变，具体症状表现也有所变化，但其依旧具有高度人传人、发病症状相近、集中发病等特点。西医治疗本病仍未有特异性的抗病毒药物。中医称传染病为"疫毒"或"疫疠之气"，前者为致病的性质，后者着重体现该致病因素的凶险性和传染性，在此次疫情防控中，中医药发挥了无可替代的作用。

1. 历史沿革

"疫"最早见于《黄帝内经》。《素问·刺法论》云："五疫之至，皆相染易，无问大小，病状相似……不相染者，正气存内，邪不可干，避其毒气。"《说文解字》释："疫，民皆疾也。"《字林》释："疫，病流行也。"近现代的相关文献认为"疫"即急性传染病，如《辞源》解释为："瘟疫，流行性急性传染病的通称。""毒"，《说文解字》释："厚也，害人之草。"也就是说，毒的原意有二：一是通"厚"；二是指草。通"厚"，"厚"的意义与"薄"相对，即程度重、深之意；就发病原因而言，泛指一切致病邪气。如日本医家吉益东洞在《古书医言》提到："邪气者，毒也。"清代徐延祚《医医琐言》更有"万病唯一毒"之论。"疫毒"，即具有强烈传染性并可引起广泛流行的一类致病因素，也称为毒气、戾气、疫气、疠气、异气、乖戾之气等。如《素问·生气通天论》"大风苛毒"，清代王孟英《温病经纬》"今感疫气者，乃天地之毒气也"，清代余师愚《疫病篇》"以热疫乃无形之毒"。"疫毒"本无属性，但具有物质性，有别于"风、寒、暑、湿、燥、火"之邪，吴又可在《温疫论》中指出："温疫之为病，非风非寒非暑非湿，乃天地间别有一种异气所感。"中医药在数千年的历史中积累了大量防疫、治疫的宝贵经验，至今仍然指导着临床实践。

2. 病因病机

（1）病因

导致本次传染病的直接因素是新型冠状病毒，本病目前所见传染源主要是新型冠状病毒感染的患者，无症状感染者也可能是传染源。经呼吸道飞沫传播和接触传播是主要的传播途径。人群普遍易感。其潜伏期为 1～14 天，多为 3～7 天，称为"疫毒"。疫毒之邪，本无属性，有别于六淫之邪，乃天地间别有一种异气所感，但本次疫情多表现为寒湿，因此笔者将其称为"寒湿疫"。

（2）发病基础

肺脾气虚、寒湿偏盛的"状态"为本病的发病基础。肺气虚，则卫表不固，不能御邪；脾气虚，则腠理不固，邪有进路；寒湿之邪，易伤阳气，外伤内耗，则正气不足，邪气内陷。若寒湿内困，阻滞气机，则寒盛阳虚，加重机体气化顿滞状态。外有寒湿疫毒，内有寒湿之体，兼有气化顿滞之态，是本病发生的重要原因。肺因湿困而委顿不振，卫阳无力拒邪外出；脾因湿困而运化不及，致寒湿内停，阻塞气机。若恰逢"疫毒"暴感，与内生寒湿杂合，"同气相求"，发为疫毒之患。

外有寒湿疫毒，内有寒湿之体，兼有气化顿滞之态，肺因湿困而委顿不振，卫阳无力拒邪外出；脾因湿困而运化不及，致寒湿内停，阻塞气机。正如《四圣心源》所言："六气五行，皆备于人身，内伤者，病于人气之偏，外感者，因天地之气偏，而人气感之。"易感人群在内有肺脾气虚、寒湿偏盛之态，在外有疫毒寒湿之感，疫毒乘虚而入，侵伐人体，疫病乃起。

（3）病机及其演变规律

本病病机的特点是在寒湿过盛基础上发展演变而来，早期以邪郁肌腠，寒热错杂为主；犯肺期患者呈现"寒、湿、瘀、虚、痹"的病理变化；少部分尤其是重症患者会出现"痹"变。

疾病早期，病始于卫表，主要是指外感寒湿疫毒侵袭肌表，卫气奋起抗邪，卫外不固，疫毒乘虚从皮毛腠理而入。邪气侵袭肺卫，正邪交争，营卫失和，卫阳被郁，卫表不和，清窍不利，肺气不得宣。

本病犯肺期特点可高度概括为"寒、湿、瘀、虚、痹"。寒湿有内外之分，这里主要指因饮食、地域、体质等因素，导致人体内生的寒湿；瘀主要指阳虚寒盛则瘀，即肺气不足，寒湿内盛，在感受疫毒之后，导致人体气化顿滞而瘀血内生；虚指阳气不足，主要指肺脾气虚，正气不足；痹，非闭也，闭者，关合、拥塞之意；而痹者，痹阻、痹着不通、留着不去之意，主要指易感人群在肺脾气虚，寒湿偏盛的状态下，疫毒乘虚从口鼻、皮毛腠理和呼吸道侵入人体，内损委顿之肺脏，肺体用俱损，则人体气化顿滞更重，致使寒、湿、瘀互结，痹阻肺络而出现疫毒之患。在感受疫毒的时候，大部分易感人群，因正气偏旺，肺卫可以抵御疫毒，则疾病痊愈；部分易感人群因肺脾气虚，加之寒湿内困，肺卫无力抗邪外出，导致病情进展，甚至可进入危候。因寒湿之气性质属阴，寒则内耗阳气，湿则困阻气机，若肺阳不足，通调水道功能失司，可致寒饮、水湿、痰浊内停。寒饮入脉中则坏血内生，宗气不达，心肺不利，气血不行，血脉不通则久而成瘀，再加之寒湿日久可郁而化热成毒，热毒过盛，血败肉腐，脉络阻隔转为痈变。

若早期疫毒未解，随着疫毒的深入也可累及他脏。疾病累及中焦脾胃，或者寒湿疫毒直中太阴，导致中焦脾胃斡旋失司，气化顿滞加重；寒湿中阻，伤及中阳，胃气上逆，而见恶心、呕吐；寒湿困阻中焦，清浊不分，可见腹痛、腹泻等症；寒湿阻滞气机，水谷精微不化，聚而为痰，上扰于肺，土不生金，肺失宣降则表现为咳嗽、咳痰、胸闷、气短等症状。若疫毒内侵，波及于肾，一则肾阳不足，津液不化，聚而为痰，加重体内环境气化顿滞，若迁延日久，病情进展，甚则阳脱。二则肾阴不足，阴火内生，内耗人体阴液，内夹疫毒痹肺，耗伤人体气津，则容易出现气阴两伤的危重状态。若寒湿益甚，内耗阳气，则阳气温化无力，运转不及，导致寒湿从湿化、从热化，甚至化火成毒，累及于阴，诸窍腑津液搜刮一空，湿毒瘀闭气机，阻闭清窍，又因气化严重顿滞而热深厥深，阴阳殆尽，而成内闭外脱之危候，往往表现为胸腹灼热，手足逆冷，乃湿毒瘀闭甚重也，多见气停而死。若体内寒湿极盛，则加重体内气化顿滞状态。正气不足，则疫毒直入营血，内陷心包，蒙蔽心神，甚或发生阳衰气脱等危候。肺为饮邪所困，浊气不出，清气不入，浊气内盛，蒙蔽心神，神窍难开而见神昏。若疫毒郁于肌腠，痰热郁于肺，肺气不宣，则痰热、疫毒郁蒸于上，蒙蔽心神，心失守护，君主势危。肺不佐心，则心劳而衰。疫毒闭阻肺络，气机壅滞，迁延化火成毒，灼伤津液，心神失养，躁动不宁。若湿毒入里化热，阳明腑实不通，则肺气郁闭益甚，终致肺壅腑实，邪气有所依附，湿热化毒，瘀闭肺络及心包，从而出现喘咳、气短，甚至神志昏迷。若肺为寒湿所困，疫毒损于肺，肃降不及，大肠传导失常，则大肠积滞，浊气不得下行，反上逆达于上焦，心肺为之害，导致肺化源欲绝，肺气渐衰。若不积极进行治疗，病情将进一步加重，可出现器质性病变，甚至出现肺间质、肺实质的改变，临床上表现为血氧饱和度下降、呼吸衰竭等。

（4）重症及危重症的成因

本病若在疾病早期治疗得当且患者正气充足，一般不会转为重症，转为重症者多有以下几点原因：①体内寒湿极盛，肺为饮邪所困，疫毒犯肺导致血中津液因拒邪而外泄。肺气重困，不得主气，浊不出，清不入，浊气内盛害于清窍，害于五脏则五脏损。②疫毒夹痰饮，肌腠不解，郁热内生化火，火毒伤络，同时火邪耗气伤阴，或火邪夹疫毒闭肺，气阴两伤，治当益气养阴，清肺解毒，化瘀消痈。③肺为邪困，大肠积滞（多见老年体弱，基础较差的患者）。疫毒损于肺，肃降不及，大肠传导失常化物成滞，浊气不得下行，反上逆而达于上焦，心肺为之害。④心失于守护，君主势危，一则肺不佐心，心劳而衰，二则疫毒闭阻肺络，气机壅滞，迁延化火成毒，伤阴耗液，心神失养而躁动不宁，心神失守。⑤（脾肾），阳气损耗疫毒夹湿滞于肺络，化火成毒。

3. 辨证论治

（1）治疗目的

消除症状、截断病情、尽快转阴。

（2）基本原则

本病以救治肺气为基本治疗原则，即改善体内肺脾气虚、寒湿内盛的气化顿滞状态。早期、正确、及时地祛寒化湿、行气化浊是治疗本病的一个关键环节。初期可重用芳香辟秽之品，如苍术、连翘等，以透表散邪、调畅气机，给邪以出路，防止寒湿从湿化、从热（毒）化；中期多为疫毒与寒、湿、热、火胶着，肺痹难宣，疫毒难除，可加豨莶草、露蜂房、桃仁、麻黄等通络散结之品，以增开闭除疫之功；恢复期扶正与祛邪并重，扶正不可温补、滋腻太过，以防阻塞气机，祛邪不利；祛邪不可杀伐太过，以免损耗正气，加重气化顿滞，不利于疾病康复。随着病情发展及转化，疾病可向肺热腑实、内闭外脱进展，又可出现热化、阴伤等变化，累及心、肾等脏腑。治疗本病应不拘泥于"肺脾气虚、寒湿内盛"的限制，随证化裁。

（3）中医药治疗方案

1）预防

预防人群为本病患者密接及次密接人群、高危科室医护人群、暴露于确定或临床疑似病例的人群、中高风险地区人群、社区人群及存在寒湿状态的人群（具体表现为畏寒肢冷，口淡黏腻，体胖，易恶心，不思饮食，乏力，大便稀或溏黏不成形，或伴关节疼痛、肢体肿胀，舌淡苔腻等）。此类人群在常规防护基础上以代茶饮处方进行预防。

治法：散寒除湿，辟疫扶正。

方药：苍术、炙甘草、厚朴、陈皮、干姜、大枣、连翘。

方解：该方以平胃散为基础化裁而成。《太平惠民和剂局方》载有"对金饮子"方，以平胃散为基础，书中云其"常服固元阳，益气，健脾进食，和胃祛痰，自然荣卫调畅，寒暑不侵。此药疗四时伤寒，极有功效"。

服用方法：每日1剂，上药以养生壶、煮茶器等容器，以2000mL冷水入药，煎煮20分钟，香气出，代茶饮。建议服用时间：7～14天。

2）卫表期

①疫毒外袭，寒湿内盛（轻症或普通型）

主症：恶寒发热，或无发热，无汗，头痛身重，肢节酸痛，鼻塞声重，流清涕，喉痒，喷嚏，胸闷咳嗽，痰多色白，面色淡或青灰，手足欠温，舌淡胖，苔白或腻，脉浮或浮紧。

治法：散寒除湿，宣肺解表。

方药：荆芥、防风、羌活、川芎、独活、柴胡、白前、桔梗、枳壳、炒苍术、茯苓、炙甘草。服用3～5天，每日1剂，分3次口服，或水煎或颗粒。可配合使用连花清瘟胶囊、金花清感颗粒。

②邪郁肌腠，肺经郁火（轻症或普通型）

主症：高热身痛，恶寒轻微，喘促气急，或有汗或无汗，头痛面赤，心烦不眠，痰黄难咳，鼻干口渴，舌尖红赤，苔薄白而干或黄燥，脉滑数或细数；或无发热，仅有口干，咽干或咽痛，口苦乏力或肢体痛楚，舌红少津，脉略沉弦。

治法：解肌清热，宣肺化痰。

方药：柴胡、葛根、荆芥、羌活、防风、白芷、生麻黄、生石膏、杏仁、栀子、生黄芩、知母、生甘草、连翘、玄参。服用3～5天，每日1剂，分3次口服，或水煎或颗粒。可配合使用连花清瘟胶囊、金花清感颗粒。

3）伤肺期

①疫毒寒湿痹肺（普通型）

主症：咳嗽，或为干咳，或痰稀多泡沫，动则气短，面色暗滞，手足逆冷。舌质淡暗，边有齿痕，苔白滑，脉弦。

治法：温肺化湿，除痹通络。

方药：生麻黄、白芍、桂枝、细辛、天花粉、炙甘草、五味子、干姜、桃仁、没药、豨莶草、威灵仙、炒蜂房、苍术、厚朴。服用5～7天，每日1剂，分3次口服，或水煎或颗粒。

加减：胸中燥热者，加生石膏30～50g；大肠积滞者，加枳实15g，黄连15g，生大黄10g，茯苓20g，泽泻10g，以通为用，中病即止。

②气阴两伤，热毒闭肺（普通型或重症）

主症：胸闷气短，乏力，咳嗽喘促气急，咳痰色黄，黏稠量多，自汗盗汗，夜眠不宁，舌红少苔，脉沉数或沉细而数。

治法：益气养阴，解毒除疫。

方药：生黄芪、当归、生地黄、熟地黄、黄芩、黄连、黄柏、芦根、生薏苡仁、桃仁、冬瓜子、浙贝母、知母、赤芍、连翘。服用7～10天，每日1剂，分3次口服，或水煎或颗粒。可配合使用血必净注射液。

4）重症期

①脾肾虚冷，瘀毒化痈

主症：发热或无发热，咳喘气急，动则尤甚，咳吐大量黄脓痰，或痰中带血，或脓血痰，或无痰，心胸憋闷灼热，或伴有胸背痛，面色晦暗或潮红，口干渴，手足欠温，舌胖紫暗，苔厚腻或微黄而燥，脉浮大而数。

治法：温补脾肾，消痈散结。

方药：干姜、人参、炒白术、炙甘草、蜜麻黄、生薏苡仁、冬瓜仁、败酱草、炒桃仁、芦根、赤芍、生黄芪、肉桂、茯苓、黑顺片。服用 7～10 天，每日 1 剂，分 3 次口服，或水煎或颗粒。

加减：出现发热，加细辛 5g；出现腹泻，加黄连 10g。可配合使用血必净注射液。

②伤阴耗液，心阳浮动（重症或危症）

主症：喘息，动则尤甚，口舌生疮，胸闷，咳嗽，痰少，心悸，虚烦少寐，神疲，手足心热，大便干结，舌红少苔，脉细数。

治法：养阴增液，敛阳宁心。

方药：柏子仁、酸枣仁、天冬、麦冬、生地黄、当归、人参、沙参、玄参、桔梗、茯苓、远志、五味子、浙贝母、全瓜蒌、珍珠母。服用 7～10 天，每日 1 剂，分 3 次口服，或水煎或颗粒。可配合使用血必净注射液。

5）恢复期

①肺肾虚冷，肺络痹阻（后遗症肺纤维化）

主症：咳嗽，咳少量泡沫痰，喘促，气短，语声无力，气不得续，乏力，动则汗出，畏寒肢冷，四肢肿胀，或骨节疼痛，大便不成形，舌淡，苔白滑，舌下脉络迂曲紫暗，脉沉无力。

治法：温肺助阳，除湿通痹。

方药：熟地黄、炙麻黄、白芥子、干姜、鹿角胶、肉桂、炒白术、人参、熟附子、桃仁、没药、威灵仙、豨莶草、桑枝、露蜂房。

每日 1 剂，分 3 次口服，或水煎或颗粒。

②气阴两伤，心神不宁

主症：体倦乏力，心烦易怒，心悸气短，胆怯易惊，失眠多梦等，舌淡红，苔薄或少，脉细。

治法：益气养阴，解郁安神。

方药：人参、麦冬、五味子、五加皮。每日 1 剂，水煎服，或以水 2000mL 煮 20 分钟代茶饮。

4. 康复治疗

本病转阴之后有一部分患者会遗留间质性肺炎及肺部纤维化，其康复治疗可参照肺痹（间质性肺疾病）进行。肺康复不仅可以改善患者呼吸困难症状，还能提高患者运动能力及生活质量，改善其心理障碍及社会适应能力。

（1）运动训练

运动训练是肺康复的核心内容。运动耐力降低是间质性肺疾病患者的一项重要特征，并可导致患者生活质量显著下降。研究显示，外周肌力功能失调是间质性肺疾病患者运动受限的一个重要因素。目前，间质性肺疾病患者运动训练主要方式：①上肢训练，包括举重物、阻力对抗等。②下肢运动，包括行走、爬楼梯、功率自行车等。③全身运动，包括弹力带、康复操等。由于间质性肺疾病在运动前已经表现为低氧血症，因此不能使用 COPD 患者肺康复的标准，即运动中氧饱和度 < 85% 者应停止运动。对于间质性肺疾病的患者，应在运动中监测血氧，如果没有进一步的下降则应该继续运动。运动中吸氧对延长运动时间可能有益，但是适宜的运动持续时间和强度、频率等运动处方中的内容还没有定论。除了上下肢运动训练

外，呼吸保持技术训练对于保持日常生活活动能力也是有效的。为了减轻呼吸困难，应该指导患者学习放松技术。

（2）呼吸训练

活动时呼吸急促是间质性肺疾病患者的另一重要特征，研究显示，呼吸力学、气体交换改变在这一过程中起着关键作用。通过呼吸训练，可提高呼吸肌力，进而明显改善间质性肺疾病患者呼吸急促等不适症状。目前间质性肺疾病患者呼吸训练的常用方法：控制性深慢呼吸锻炼、缩唇 – 腹式呼吸锻炼、呼吸操等。

（3）教育干预

教育是肺康复过程中的重要组成部分。与患者保持联系，加强心理疏导，鼓励并告知患者坚持长期康复治疗及其重要性。把这些患者及其亲属组织起来，让他们分享彼此的治疗经验，提出问题大家共同讨论，能够减轻他们的心理压力，克服抑郁焦虑情绪，以积极的态度来共同面对疾病。

（4）传统气功

八段锦可以改善呼吸功能，延缓肺功能损害的进展，有滋阴助阳、培元补气、疏通经络、活血生津等功效。八段锦训练方法可以通过活动全身关节肌肉来缓解精神紧张状态，改善身体新陈代谢功能，增强心肺功能以及血液循环，从而提高人体生理功能。八段锦训练时需要患者站直身体，含胸沉气，使呼吸深长，从而增加肺活量。八段锦采用的呼吸方法（内养功呼吸法）能增加肺的换气功能，有利于氧气和二氧化碳的交换，显著改善患者呼吸困难的症状和生活质量。

5. 临证经验

笔者在本病的防治过程中总结经验，根据疾病发展分期用药，由表及里，祛邪时顾护人体阳气，以复周身气化功能，并根据波及脏腑情况而随证加减。

（1）邪在卫表期用药特点

邪气初犯，停留肌表，阻滞腠理。《医宗金鉴》曰："腠者，一身空隙，血气往来之处，三焦通会元真之道路也；理者，皮肤脏腑，内外井然，不乱之条理也"。腠理存在于皮肤、脏器、五官的表面或空隙之处，由脏腑所主，为气机升降出入的末端。邪气阻滞则气机出入失常，所以用药多以辛温开表为主，如荆芥、防风、羌活、独活、葛根、麻黄等，又根据寒湿是否化热酌情加用健脾除湿药如炒苍术、茯苓等，清热药如生石膏、知母、黄芩等。

（2）伤肺期用药特点

倘若寒湿疫毒乘虚直中于肺，因寒湿之气性质属阴，寒则内耗阳气，湿则困阻气机，若肺阳不足，通调水道功能失司，可致寒饮、水湿、痰浊内停，饮入脉中则坏血内生。若宗气不达，心肺不利，气血不行，血脉不通则久而成瘀，或发为痈变。伤肺期的用药特点多根据病理产物不同而随证用药，又因本病本为寒湿，所以在此基础上时时不忘顾护阳气。寒湿伤肺以生麻黄、桂枝、细辛等来温化寒湿，同时注重周身阳气而加用苍术、厚朴；热毒伤肺者以黄芩、黄连、黄柏清热毒，又重用黄芪以助周身气化之功。

（3）重症期用药特点

随着疾病发展，寒湿之邪终伤脾肾，脾伤则津无以生，津伤则心无所奉，又多见肾阳亏虚，故应注重脾肾两脏，温阳化气，温补脾肾，固本培元，以资源泉。本期用药多在祛邪的基础上更多重视扶正，如在生薏苡仁、冬瓜仁、败酱草等化瘀排脓等药物基础上，加用茯苓、白术、干姜、炙甘草等温阳药物顾护阳气，又如在使用浙贝母、全瓜蒌等药物化痰祛邪时配合使用生地黄、酸枣仁、天冬、麦冬等滋养心阴的药物。

（4）恢复期用药特点

本病恢复期以顾护心阴、保肾气为主。恢复期时，病势虽有退让，但是正气已虚，或有余邪留滞人体，可向化热、化毒、伤津、伤阴、损心、伤肾方面传变。如若平素体弱，毒夹寒湿，化火成毒，逆传心包，可导致心气亏虚，火毒伤阴，心阴亦出现亏耗，心阴耗伤必然导致肾气亏耗，所以恢复期应注重顾护心阴、保肾气。本期用药多以熟地黄、熟附子、鹿角胶、肉桂、人参等温养肾中元气，并配合白芥子、桃仁、没药、威灵仙、豨莶草、桑枝、蜂房等通络行痹，若心神不宁以人参、麦冬、五味子等滋养心神。

6. 医案举隅

病案一

患者女性，74 岁。

患者因发热 3 天于 2021 年 1 月 20 日而入院。入院时无咳痰喘诸症，有腹泻症状，每日排稀便 3 ～ 4 次，饮食尚可，小便正常。入院查体：体温 36.8℃，脉搏 84 次 / 分，呼吸 20 次 / 分，血压 134/77mmHg，静息状态下血氧饱和度（SpO$_2$）97%。胸部 CT 平扫显示双肺上叶、左肺舌段及双肺下叶胸膜下见磨玻璃样密度增高影，边缘模糊，密度不均，右肺上叶及下叶可见索条影，边界清晰；左肺下叶可见结节影，横径约为 4mm，边界清晰。与 2021 年 1 月

18 日 CT 相比，此次新发左肺舌段及右肺上叶病灶，双肺下叶病灶较前增大。初步诊断为"新型冠状病毒肺炎（普通型）"，给予抗病毒、止咳化痰及对症支持治疗。入院后患者间断发热，无规则，体温波动在 36.5 ～ 38.4℃，咳嗽、咳痰症状不明显，腹微胀，大便量少，秘结不下，舌质淡白，苔白腻，脉沉细。1 月 20 ～ 25 日，给予清肺排毒方口服，观察患者发热、咳嗽症状未见改善，并见反酸、恶心。自 1 月 25 日午后开始出现持续发热，无汗，体温 39.1℃。胸部 CT 平扫提示：与 2021 年 1 月 18 日 CT 相比，双肺病灶范围较前扩大数量增多，双侧胸腔少量积液。患者病情进展，呼吸困难加重，呼吸频率每分钟 22 ～ 24 次，低流量吸氧（2L/min），SpO_2 90% ～ 92%。经新型冠状病毒肺炎专家组评估后修正临床诊断：新型冠状病毒肺炎（重型）。患者症见发热，口干，腹胀，大便秘结，纳少，眠可，二便调，舌质红，苔白腻，脉弦滑。

中医诊断：寒湿疫。

辨证：邪郁肌腠，腑气不通证。

西医诊断：新型冠状病毒肺炎（重型）。

治法：解肌清热，通腑降气。

方药：新柴葛解肌汤加减。

组成：柴胡 20g，葛根 15g，荆芥 15g，羌活 15g，防风 15g，白芷 10g，生麻黄 10g，生石膏 60g，杏仁 10g，栀子 10g，生黄芩 15g，知母 10g，生甘草 10g，生大黄 6g。上药取颗粒型 3 剂，每日 1 剂，每日 3 次口服。

二诊：患者药后无发热，精神状态好转，仍见反酸、嗳气，腹胀减轻，动则气短、喘促，食欲有所改善，小便正常，大便隔日 1

次，质微干，效用前方。1月31日复查 [2019-nCoV] 首次转阴。复查胸部CT与2021年1月26日比较，左肺上叶舌段及双肺下叶病灶吸收变小，左肺上叶舌段可见实变影。病情得以控制。

三诊：患者药后复查 2019-nCoV 阴性，无发热、恶寒，轻微干咳，咳少量白痰，偶见恶心，饮食及睡眠尚可，大便成形，隔日1次，舌质红，以舌尖为著，苔黄，脉弦滑。于首诊方药基础上加黄连 6g，竹茹 15g，3剂，每日2次口服。药后恶心减轻，食欲逐渐恢复。

2021年2月3日修正临床诊断为新型冠状病毒肺炎（普通型），并结合症舌脉表现更换治则及方药。2月7日该患者在中西医联合救治下，依据《新型冠状病毒肺炎诊疗方案（试行第八版）》要求，符合出院标准。

按语：本病例患者为老年女性，首诊该患者以发热为主，势不高，仍伴随周身酸痛不适，口干，舌暗红，苔白腻，脉弦滑，符合邪郁肌腠，肌腠不解，郁热内生化火之象，此时虽无咳痰，但仍有肺热，故治疗上以解肌清热，宣肺化痰法为基础，解肌退热，开腠理郁闭。疫毒夹寒湿外损于肺卫（肺之腠理），肺气被困，气之升降出入艰涩，浊不出而清不入，肃降不及，大肠传导失常，化物成滞，故见大便不畅或便秘，腑气不通，乃表里同病，故加生大黄 6g 清热泻火通腑。患者服药1天即腠理开，汗出热退，未见复热。3剂后则宿便通，脏腑气机疏通，运转如常，诸症向好，故二诊继用前方。三诊患者时有心烦，舌质红，以舌尖为著，苔黄，此时虽为表里同病，但以里证为主，考虑疫毒火气怫郁，内敛日久，伤津损液，营阴受累，心火偏亢，故于首诊处方中加黄连 6g，淡竹叶 20g 以清心除烦，降火存阴。

病案二

患者男性，47 岁。

患者因发热、咳嗽于 2021 年 1 月 20 日行新型冠状病毒核酸检测，结果为阳性。入院时症见发热，咳嗽，咳痰，呼吸困难，乏力，纳差，二便正常。入院查体：体温 36.8℃，脉搏每分钟 96 次，呼吸每分钟 20 次，血压 149/100mmHg，SpO_2 95%（未吸氧）。辅助检查：胸部 CT 平扫显示双肺上叶及左肺下叶可见多发片状磨玻璃样密度增高影，右肺较显著，考虑感染性病变。初步诊断：新型冠状病毒肺炎（普通型）。1 月 21 ～ 24 日间断发热，寒热往来，体温波动在 37.3 ～ 38.6℃。给予清肺排毒汤治疗后疗效甚微。24 日 22 时体温升至 39.2℃，予复方氨林巴比妥注射液肌注，退热效果欠佳。1 月 25 日首诊：体温 38.4℃，高热恶寒，周身酸痛，头晕，乏力，咳嗽，咯少量淡黄色痰，易咳出，渐而出现活动后气短，食纳欠佳，睡眠可，小便黄，舌暗红，苔黄厚腻，脉弦滑数。SpO_2 下降至 80%，给予持续中流量吸氧（3L/min）。

中医诊断：寒湿疫。

辨证：邪郁肌腠，痰热郁肺证。

西医诊断：新型冠状病毒肺炎（普通型）。

治法：解肌清热，宣肺化痰。

方药：新柴葛解肌汤加减。

组成：北柴胡 20g，葛根 30g，黄芩 15g，白芷 15g，羌活 15g，荆芥 15g，防风 15g，生石膏 50g，杏仁 10g，生麻黄 10g，甘草 10g，知母 15g，栀子 10g。上药取颗粒型 3 剂，每日 1 剂，每日 3

次口服。

二诊：患者发热趋于稳定，体温波动在 36.8～38.5℃，恶寒稍减，咳嗽，痰少而黏，口鼻干燥明显，食欲改善，余如往常，舌暗红，苔黄厚，腻浊渐弱，脉弦数。复检胸部 CT 显示双肺多发片状磨玻璃样密度增高影，病灶较前范围扩大，密度增高。中流量吸氧（3L/min），SpO$_2$90%。于首诊处方中加芦根 30g，浙贝母 15g，2 剂，每日 3 次冲服。第二日经专家组评估后由新型冠状病毒肺炎（普通型）订正为新型冠状病毒肺炎（重型）。

三诊：患者间断发热，体温波动在 36.8～39.1℃，恶寒随热势升高而加重，现微汗出，咳嗽，咳少量黄痰，质黏，易咳出，头晕，乏力，纳眠尚可，小便色黄，大便正常。续用前方 2 剂，加送安宫牛黄丸 1 丸。调整柴葛解肌汤用药频次，每日 1 剂，每日 4 次口服，药后啜饮温水。服后汗出涔涔，热退，未见复热。

四诊：患者体温 36.5℃，咳嗽、咳痰明显减轻，面色暗滞，食欲尚可，二便如常，舌质淡暗，舌尖红，苔薄白，边有齿痕，脉弦滑，低流量吸氧（2L/min），SpO$_2$93%。结合脉证分析，考虑疫毒寒湿痹肺，余邪未尽，处方如下：生麻黄 10g，白芍 15g，桂枝 15g，细辛 3g，天花粉 15g，炙甘草 10g，五味子 10g，干姜 10g，炒桃仁 10g，没药 10g，豨莶草 30g，威灵仙 15g，露蜂房 5g，苍术 30g，厚朴 15g，石膏 50g。第二日，患者病情好转且稳定，新型冠状病毒核酸检测阴性，经新型冠状病毒肺炎专家组评估后诊断改为新型冠状病毒肺炎（普通型）。

按语：该患首诊以发热、身痛为主，伴见轻微恶寒，无汗，咳嗽，少许黄痰，舌暗红，苔黄厚腻，脉弦滑数。考虑疫毒夹寒湿侵犯，郁闭玄府腠理，则表气不通，肌腠不解而身痛；易感人群内有寒湿之邪与寒湿性质的疫毒同气相求，幽闭于内，进而加重里气不和之状，气化不遂，"气有余便是火"，火热怫郁，出现发热深重；疫毒寒湿伤肺，肺气重困，痰热内化，故而咳嗽、咳黄痰；结合舌脉辨为邪郁肌腠，痰热郁肺。此时治疗必须重视解表，"表"不和何以平"里"气？只有通过解肌清热、疏利营卫、宣畅气机方可开幽闭，恢复肺气，进而平咳喘。故采用柴葛解肌汤合麻杏石甘汤加减，以解肌清热，宣肺化痰。二诊考虑外证迁延未解，肌腠仍处于郁闭失宣状态，寒湿、疫毒内郁不得透达，邪无出路，怫郁于里，蒸耗津液，津伤肺燥，清窍不利，故口鼻干燥明显，痰少、质黏而难出。治疗上仍以解肌疏表为根本，否则表气不通，失于天地之参合，疫毒邪祟内滞，变化多端而伤人。此外，随着疾病的迁延，郁热加重，气阴耗损，故应加大清热解毒之力，以牵制邪毒。故守用前方继续解表，并加芦根清热解毒，削弱火毒力量，加浙贝母养阴润燥，兼以化痰，抵御肺燥津枯。三诊时患者虽有高热，但始见有微汗出，舌脉反而未见气阴亏损之象，故而考虑玄府微张，腠理疏通，内外气机宣畅通达，是气化恢复的表现，可令邪出有隙。治疗上继续以宣通之法，乘胜追击，故以上方送服安宫牛黄丸一举透达，"化秽浊而利诸窍"，攻伐疫毒使之大势速去。四诊表邪已解，内外通达，上下宣畅，表里合和，气化有常，故治予祛除余邪。

病案三

患者男性，48岁。

患者系新型冠状病毒感染确诊病例密切接触者，于2020年2月3日进行新型冠状病毒核酸检测，结果呈阳性，收入九台区人民医院治疗。入院体格检查：体温 37.6℃，心率每分钟 90 次，呼吸每分钟 20 次，血压 120/75mmHg，血氧饱和度 96%。血常规：淋巴细胞计数 $0.77×10^9$/L，C 反应蛋白 67.00mg/L。血生化：乳酸脱氢酶 320IU/L；降钙素原测定 0.13ng/mL；血沉 34mm/h。肺部 CT（2020年 2 月 5 日）示双肺散在多发磨玻璃样高密度影，边缘模糊，以肺外带分布明显。影像学诊断：双肺病毒性肺炎。西医诊断：新型冠状病毒肺炎（普通型）。入院后予吸氧、喜炎平注射液、左氧氟沙星注射液治疗。2020 年 2 月 5 日中医首诊，现症：发热、咳嗽、咯黏痰、色白、胸闷、多汗、口干不欲饮、面色潮红、舌红、苔黄腻、纳寐可，二便正常。

中医诊断：寒湿疫（伤肺期）。

辨证：气阴两伤，热毒痹肺。

西医诊断：新型冠状病毒感染引起的肺炎（普通型）。

治法：益气养阴，解毒除疫。

方药：当归六黄汤合千金苇茎汤加减。

组成：生黄芪 30g，当归 15g，生地黄 15g，熟地黄 15g，黄芩 15g，黄连 10g，黄柏 15g，芦根 50g，生薏苡仁 30g，桃仁 10g，冬瓜仁 10g，浙贝母 15g，知母 10g，赤芍 30g，苍术 30g。5 剂，每日 1 剂，水煎取汁 300mL，每次 150mL，每日 2 次，口服。

二诊：5 日后，患者症见无发热，咳嗽较前减轻，晨起偶有白痰，无胸闷，面色淡红，舌红苔薄黄，纳寐可，二便正常。复查肺部 CT（2020 年 2 月 9 日）示病灶较前明显吸收。西医予间断低流量吸氧，停喜炎平注射液和左氧氟沙星注射液。中医辨证同前，处方：首诊处方基础上加茯苓 30g，竹茹 15g，7 剂，每日 1 剂，水煎取汁

300mL，每次150mL，每日2次，口服。服药期间，体温正常，症状逐渐消失，状态明显好转，肺部影像学显示炎症明显吸收，经连续3次新型冠状病毒核酸检测，结果均为阴性（2月10日，2月11日，2月13日），符合解除隔离和出院标准，患者于2月13日出院。

按语：该患首诊时发热，咳嗽，咯痰，痰黏色白，胸闷，多汗，口干不欲饮，面色潮红，舌红，苔黄腻，为疫毒欲解未解，结合症状，辨证为气阴两伤，热毒闭肺，方以当归六黄汤合苇茎汤加减。二诊时，患者无发热，咳嗽较前减轻，面色淡红，舌红，苔薄黄，热毒渐退，但仍有热象，故在前方基础上加茯苓以健脾渗湿，恢复中焦运化功能，加竹茹以泻心火。疫毒夹痰饮，肌腠不解，郁热内生化火，火毒伤络，同时火邪耗气伤阴。此时予益气养阴、解毒除疫之法可清除体内郁热，益气托毒外出。

十二、慢性肺痈

慢性肺痈是痈毒久恋于肺，正气亏虚，致肺液疮疡经久不愈的一种临床常见病，以慢性咳嗽、咳脓性痰或反复咳血等症状为主要临床表现的病症，症状常持续或反复出现。笔者认为"肺痈"病名并不能精准地概括肺叶化生痈疡的整个病理过程，而整个缠绵的疾病过程中定义为"慢性肺痈"更能精准概括疾病的始终。

1.历史沿革

张仲景《金匮要略》首先提出肺痈病名，且列有专篇进行论述。《金匮要略·肺痿肺痈咳嗽上气病脉证治》有"咳而胸满，振寒脉数，咽干不渴，时出浊唾腥臭，久久吐脓如米粥者，为肺痈"的记载；认为本病起因于外感，风热伤肺，以致气血凝滞而成痈脓；

提出"始萌可救，脓成则死"的预后判断，强调早期治疗的重要性，同时还指出未成脓者治以泻肺，用葶苈大枣泻肺汤，成脓者治以排脓，用桔梗汤。陈实功《外科正宗·肺痈论》根据本病病机演变及证候表现，将肺痈分为初起、已成、溃后三个阶段，对后世分期论治影响较大。林珮琴《类证治裁·肺痿肺痈》认为："肺痈由热蒸肺窍，至咳吐臭痰，胸胁刺痛，呼吸不利，治在利气疏痰，降火排脓。"

2. 病因病机

慢性肺痈多由麻疹、风温肺热病、肺胀和哮病、肺痨等病余邪未散导致肺络损伤，气血凝滞，肺气受损，化生脓疡。虽然痈毒滞留在肺脏，但是对全身的脏器都产生了影响。

（1）由肺及心损伤心气，心阳受损，心血瘀阻

肺为相傅之官，包裹心脏以辅心君，肺气不足则心气亦随之耗散，且心肺之气不足，无以发挥上焦如雾的生理功能，无法将中焦脾胃输送的营卫宗气输布周身，出现气血津液的堆积而不归正化。血不利则为水，水津不归正化则为痰湿、痰热，最终形成热毒、寒痰、瘀血壅塞于上焦。肺气不足，无以携心火朝百脉温煦周身，心火郁于局部，灼伤肺津，炼液成痰；心火灼伤肺络，血液外溢，合滞气、痰浊、热毒而成痈。病由肺及脾，子耗母气，肺气不足，脾胃虚弱，湿气偏盛，当寒湿偏盛之时，脾胃不能正化的津液又会导致心肺阴津的耗伤，因为心主血脉，血与营阴同源，因此寒湿偏盛尤其对心阴的耗伤更甚。

（2）由肺及肝，肺气亏耗，正气不足

肺对肝脏的压制不足，肝火则会反侮肺金，肝火（肝阳、肝气）

携不归正化的水津逆行于上，变为痰饮，滞留于肺体；抑或肝阳直冲于上而扰肺，影响肺气的肃降，肺气壅塞于上，加重气道的负担，久而久之，影响肺脏的结构。

（3）由肺及肾，金不生水，阴阳俱损

肺气不足的根源在于脾气亏虚，水谷精微不归正化，谷气下流于肾，困遏肾精，地气不能上为云，则天气无以下为雨，终致肺肾两虚。

3. 辨证论治

扶正祛邪是慢性肺痈的治疗原则，扶正以调补气血阴阳为主，尤重益气养阴，温补脾肾；祛邪以清热解毒，化瘀消痈为主。

（1）热毒转盛期

1）风寒外束，热毒壅盛

主症：发热，恶寒，无汗，咳嗽，咳黄痰，或痰中带血，喘促气急，口渴喜饮，舌质红，苔薄白或黄，脉浮数。

治法：解肌清热，化毒消痈。

方药：新柴葛解肌汤加减。药用柴胡、葛根、荆芥、防风、羌活、白芷、栀子、知母、黄芩、浙贝母、麻黄、杏仁、甘草、石膏、生薏苡仁等。上药每剂水煎 300mL，每次 150mL，每日 2 次口服。

方解：此方以小柴胡汤和麻杏石甘汤为底方，二方均出自《伤寒论》。小柴胡汤以解少阳枢机不利，麻杏石甘汤以治肺内热盛。佐以荆芥、羌活以解太阳之邪，白芷以解阳明之邪，栀子清肺、胃之热，知母配合石膏组白虎汤之方底以清阳明之热。全方和解少阳，清阳明热，开宣肺气。

2）痰热蕴肺，气阴两伤

症状：咳嗽，咳黄脓痰或痰中带血，胸痛，胸中灼热，口干渴，气短，乏力，自汗，舌红，舌苔黄腻，脉细数。

治法：清热化痰，益气养阴。

方药：六黄清肺汤加减。药用当归、黄连、黄芩、黄柏、生地黄、熟地黄、黄芪、浙贝母、全瓜蒌、天花粉、陈皮、桔梗、茯苓、生薏苡仁等。上药每剂水煎 300mL，每次 150mL，每日 2 次口服。

方解：方中当归养血增液，生地黄、熟地黄滋补肾阴，育阴清火，肾阴足则水能制火，诸药共为主药。盗汗乃因水不济火，心火独亢所致，故辅以黄连清泄心火，合黄芩、黄柏，三黄泻火以除烦，清热以坚阴，热清则火不内扰，合诸药以育阴养血，清热除烦。重用黄芪，一以益气实卫以固表，二以固未定之阴。浙贝母甘而微寒，清热化痰，润肺止咳，主入肺经，瓜蒌功擅清热涤痰化燥，合贝母共奏清润化痰止咳之功。天花粉清肺生津，润燥化痰，茯苓健脾渗湿以祛痰，陈皮理气化痰使痰消，桔梗宣利肺气，使肺宣降恢复。二方合用，益气养阴，清热化痰。

3）脾阳不足，热毒壅肺

症状：咳嗽，咯黄痰，痰量较多，咳吐无力，咯血或痰中带血，疲乏无力，气短，自汗，不思饮食，便溏，舌质淡红，苔黄，脉细数。

治法：温阳健脾，排脓解毒。

方药：附子理中汤合苇茎汤加减。药用黑顺片、人参、白术、干姜、炙甘草、炙麻黄、芦根、桃仁、冬瓜子、生薏苡仁、败酱草、巴戟天、赤芍、熟地黄等。上药每剂水煎 300mL，每次 150mL，每日 2 次口服。

方解：方中黑顺片、干姜辛热追阳，为主药。人参、白术培中益气，为辅药。炙甘草和中，为佐药。妙在干姜既温太阴之阴，又宣阳明之阳，使人参、白术、干姜、附子收功愈速。此为热壮脾肾、急救回阳之要方。

4）肺肾阴亏，虚火灼肺

主症：咳嗽，咯黄痰，质黏难出，或痰中带血，腰膝酸软，两颧潮红，五心烦热，胸闷气短；舌红，苔少，脉细数。

治法：滋阴补肺，止咳化痰。

方药：百合固金汤加减。药用百合、生地黄、熟地黄、玄参、浙贝母、桔梗、甘草、麦冬、白芍、当归等。痰多色黄加胆南星、瓜蒌、黄芩；咳甚加杏仁、款冬花；咳血重去桔梗，加白及、白茅根、仙鹤草等。每剂水煎300mL，每次150mL，每日2次口服。

方解：方中百合、麦冬、玄参、生地黄滋阴润肺生津；当归、白芍、熟地黄养血柔肝；桔梗、贝母、甘草清热化痰止咳。

5）肝阳偏亢，热毒蕴肺

主症：咳嗽，咳痰少或不爽，喘促，动则加重，胸胁胀满或痛，情志易怒或时常噫气，时伴心中烦热或手足心热，面赤，颧红，盗汗，口干咽燥，头晕耳鸣；舌红，苔少，脉细数或弦细。

治法：育阴潜阳，止咳平喘。

方药：镇肝熄风汤加减。药用白芍、天冬、玄参、生龙骨、茵陈、生麦芽、怀牛膝、甘草、代赭石、川楝子、龟甲、生牡蛎等。如咳嗽有痰，可加胆南星、瓜蒌；喘促明显，可加麻黄、杏仁；口干明显，可加石斛。每剂水煎300mL，每次150mL，每日2次口服。

方解：方中怀牛膝归肝肾经，入血分，性善下行，故重用以引血下行，并有补益肝肾之效，为君药。代赭石质重沉降，镇肝降逆，合牛膝以引气血下行，急治其标；龙骨、牡蛎、龟甲、白芍益阴潜阳，镇肝息风，共为臣药。玄参、天冬下走肾经，滋阴清热，合龟甲、白芍滋水以涵木，滋阴以柔肝。肝为刚脏，性喜条达而恶抑郁，过用重镇之品，势必影响其条达之性，故又以茵陈、川楝子、生麦芽清泄肝热，疏肝理气，以遂其性，以上俱为佐药。甘草调和诸药，合生麦芽能和胃安中，以防金石、介类药物碍胃为使。

6）心火偏旺，热毒壅盛

主症：咳嗽，咳黄痰，心胸烦热，意欲饮冷，口渴面赤，口舌生疮，小便赤涩，舌红，苔薄黄，脉数。

治法：清心养阴，解毒消痈。

方药：导赤散合苇茎汤加减。药用生地黄、通草、车前子、淡竹叶、芦根、薏苡仁、冬瓜子、桃仁、黄连、生甘草等。兼夹血瘀者，可适当予养血活血化瘀之品。每剂水煎300mL，每次150mL，每日2次口服。

方解：方中生地黄甘寒，凉血滋阴降火，通草苦寒，入心与小肠经，上清心经之火，下导小肠之热，两药相配，滋阴制火，利水通淋，共为君药。竹叶甘淡，清心除烦，淡渗利窍，导心火下行，为臣药。生甘草清热解毒，尚可直达茎中而止痛，并能调和诸药，还可防木通、生地之寒凉伤胃，为方中佐使。

（2）邪减正虚期

1）肺脾气虚，痈毒留恋

主症：咳嗽减轻，痰色白，脓痰日渐减少，面色萎黄、晦暗，疲乏无力，气短，自汗，不思饮食，便溏，舌质淡红，苔黄微腻，脉细缓滑。

治法：益气健脾，排脓解毒。

方药：内补黄芪汤加减。药用生黄芪、炒白术、当归、熟地黄、川芎、人参、茯苓、肉桂、薏苡仁、败酱草、天花粉、桔梗等。上药每剂水煎300mL，每次150mL，每日2次口服。

方解：方中黄芪、人参、茯苓益气，黄芪偏于固表，人参偏于大补，茯苓偏于利湿。当归、熟地黄补血，当归偏于活血，熟地黄偏于益阴。川芎理血行气，肉桂辛散温通。方药相互为用，以补益气血，愈合痈疽。

2）胃阴不足

主症：咳嗽，痰少，烦热干渴，胃中嘈杂，干呕，饥不欲食，大便干结，舌红，苔黄而干，脉细数。

治法：滋阴清胃，解毒消痈。

方药：玉女煎加减。药用石膏、知母、熟地黄、麦冬、牛膝、栀子、地骨皮、桑白皮等。上药每剂水煎300mL，每次150mL，每日2次口服。

方解：方中石膏辛甘大寒，清胃火，故为君药。熟地黄甘而微温，以滋肾水之不足，故为臣药。君臣相伍，清火壮水，虚实兼顾。知母苦寒质润，滋清兼备，一助石膏清胃热而止烦渴，一助熟地黄滋养肾阴；麦冬微苦甘寒，助熟地黄滋肾，且润胃燥，还能清心除烦，二者共为佐药。牛膝导热引血下行，且补肝肾，为佐使药，以降上炎之火，止上溢之血。

3）肾阴亏虚

主症：咳嗽，咳少量白痰，短气不足以息，动则气促，手足心热，虚烦盗汗，腰膝酸软，舌红，少苔，脉沉细。

治法：滋肾敛肺。

方药：麦味地黄汤加减。药用麦冬、五味子、熟地黄、山萸肉、山药、茯苓、泽泻、牡丹皮等。上药每剂水煎 300mL，每次150mL，每日 2 次口服。

方解：方中熟地黄甘补微温，善滋阴补肾，填精益髓，故重用为君药。山萸肉酸甘微温补敛，善补益肝肾，收敛固涩；山药甘补涩敛性平，善养阴益气，补脾肺肾，敛纳肺气；麦冬甘微苦微寒，善清养肺胃之阴而生津止渴；五味子酸收甘补而温，善滋肾阴，益肺气，生津止汗。四药相配，既助君药滋养肾阴，又养肺阴、益肺气，止汗，故共为臣药。牡丹皮辛散苦泄微寒，善清热凉血，退虚热，制山萸肉之温涩；茯苓甘补淡渗性平，善健脾，渗利水湿，助山药健脾益肾而不留湿；泽泻性寒，甘淡渗利，善泻相火，渗利湿浊，防熟地黄滋腻生湿，故三药合为佐药。全方配伍，补中兼敛，共奏滋肾养肺之功。

4. 验案举隅

患者男性，69 岁。

患者 50 年前麻疹后开始出现咳嗽、咳黄痰症状，未予系统诊治，常自行口服止咳化痰药物，病情较重时，自行于社区医院静滴抗生素。后疾病反复发作，病情逐渐加重。2 天前，患者感寒后出现咳嗽、咳痰，同时伴有发热，自行口服阿奇霉素分散片 2 天，症状未见明显好转。现症：咳嗽，咯黄痰，量多质黏，易咳出，发热，汗多，口干，乏力，食纳一般，小便黄，大便略干，舌质尖边红，苔薄黄，脉弦滑数。查体：胸廓呈桶状，听诊两下肺可闻及大量水泡音，左肺明显。理化检查：血常规提示白细胞 15.5×10^9/L，中性粒细胞百分比 82.31%，淋巴细胞百分比 12.52%，中性粒细胞计数 12.76×10^9/L，血细胞比容 37.50%。自备吉林省中医院肺部 CT：双肺纹理增强；左肺上叶舌段及下叶可见扩张支气管影，呈印戒征改变；左肺上叶舌段及下叶可见小片致密影，边缘模糊。患者无其他基础疾病史，有严重的药物过敏史，过敏药物为青霉素类、头孢类、喹诺酮类和氨基糖苷类药物。

中医诊断：慢性肺痈。

辨证：热毒聚肺，气阴两伤。

西医诊断：支气管扩张症。

治法：养阴清热，解毒消痈。

处方：当归 15g，生地黄 20g，熟地黄 15g，黄连 10g，黄芩 15g，黄柏 15g，黄芪 40g，芦根 50g，生薏苡仁 50g，炒冬瓜子 20g，桃仁 10g，葶苈子（包煎）30g，大枣 10g，浙贝母 15g。4 剂，水煎服，每煎取汁 300mL，每次 150mL，每日 2 次口服。

二诊：患者病情进一步好转，咳嗽减轻，痰量减少，颜色淡黄，较易咳出，汗出减少，乏力明显，食欲一般，二便正常，舌质淡胖，边有齿痕，苔薄白，脉细。经过治疗，患者症状改善，但虚像显露：患者肺病日久，子病犯母，肺脾俱虚，同时考虑到慢性肺痈的热毒贯穿始终的病机，故调整中医治则为培土生金，解毒消痈。处方如下：生白术 15g，干姜 10g，党参 15g，炙甘草 10g，芦根 50g，生薏苡仁 40g，炒桃仁 10g，炒冬瓜子 20g，败酱草 30g，蒲公英 30g，浙贝母 15g，黄芩 15g，黄芪 30g。6 剂，水煎服，每煎取汁 300mL，每日 2 次口服。

经治疗，患者症状好转，后续随访，患者病情稳定。

第三部分

中医肺康复

一、肺康复的定义

肺康复是为慢性呼吸损伤患者进行的、按照个体化原则设计的一个多学科、全面性的治疗计划。肺康复也称呼吸康复，是康复医学中的分支。肺康复研究的是慢性呼吸系统疾病给患者带来的由于肺功能受损而产生的呼吸困难、运动耐力下降、生活质量下降、心理行为的异常。肺康复是一个基于对患者进行全面评估后量身定制的综合性干预方案，包括但不限于运动训练、教育和行为改变，旨在改善慢性呼吸病患者的身体和心理状况，并长期忠诚于提高健康的行为。中医在康复方面具有突出的优势，但翻阅纵多古今籍，很少发现对此有详细记载的文献，且在中医学中至今尚无明确的相对应的病名，大多数医家根据其临床表现及转归愈后，将其归入"肺劳""肺损"的范畴。肺劳，因劳损伤肺导致肺之体用俱损，出现主气、司呼吸、主治节等生理功能下降的一类病证。肺劳之"劳"，乃劳损、劳伤、损伤之意，"积虚成损，积损成伤"，虚之加虚，脏腑有所损，两虚相得乃至成劳。肺劳即为虚劳病之一，其病性之本为虚证。笔者经过多年的苦心专研，汲各家所长，创立了自己的理论，从天地人相应的一体观出发，根据四时季节更替对人体的影响，结合自己多年的临证经验，根据其临床表现、病程，将其归为"肺劳"范畴，并带领自己的团队，首创肺康复，以更好地指导临床实践，提高患者生活质量，帮其尽早回归社会。

二、肺劳的病名来源及历史沿革

1.肺劳的定义

肺劳为因劳损伤肺导致肺之体用俱损，出现主气、司呼吸、主治节等功能下降的一类病证。

2.肺劳的病名来源与相近病名的区别

在溯本求源之前当明"肺劳"一病与"劳瘵""传尸""骨蒸"相区别。前者为劳损伤肺致病；后者则为瘵虫、疠气等特殊致病因素所引起的传染性疾病，两者实有不同。"劳瘵""传尸""骨蒸"等即为现代的肺痨，即肺结核肺劳不同于肺痨，二者既有一定的区别又有一定的联系。肺痨是一种传染性疾病，以咳嗽、咯血、潮热、盗汗及身体逐渐消瘦等症为主要临床表现，同时肺痨又是一种慢性消耗性疾病，最终可以转化为肺劳。后者亦尝独立于劳损病篇以外，独立成章。因此，如下论及肺劳之渊源，皆除鬼魅尸气之惑者，以及瘵虫蛊毒之染者。

3.肺劳的历史沿革

先秦时期，肺劳之意多寄于"虚劳"之中，或言虚，或言损。如后世尝以"精气夺则虚"为虚损病之肇源。《素问·调经论》述："有所劳倦，形气衰少，谷气不盛，上焦不行，下脘不通。胃气热，热气熏胸中，故内热。"后《难经·十四难》中述有"一损损于皮毛，皮聚而毛落；二损损于血脉"，由上而下，由轻至重，描述了五体虚损的特点。然五体分归五脏所属，五体之虚损均为五脏劳伤的外在表现，肺主皮毛，即皮聚毛落缘于肺损也。

汉代《中藏经·虚病大要论》则将虚病分为脏虚、腑虚，亦于《中藏经·劳伤论》中以"喜怒悲愁过度则伤肺"道出七情过极是导致肺劳的病因之一。医圣张仲景于《金匮要略》中论五劳，谓"肺劳损气，心劳损神，脾劳损食，肝劳损血，肾劳损精"，并专篇设立"血痹虚劳病脉证并治"，首次将"虚劳"作为一个病名提出，以脾肾阳虚为主辨证论治，为虚劳病学说的发展奠定了基础。

至隋朝，巢元方在《诸病源候论·虚劳病诸侯》中将虚劳病分为五脏之劳、七情之伤，甚而气、血、筋、骨、肌、精之六极，形成了一个较为完善的理论体系。这也是"肺劳"一名首次见于典籍之中的记载，因肺主气，为五脏六腑之华盖，六经之藩篱，气开窍于鼻，故见"肺劳者，短气而面肿，鼻不闻香臭"。

唐代王焘在《外台秘要·肺虚劳损方》中列"生姜温中下气汤方""附子汤方""建中汤方"以治肺劳虚寒证。孙思邈《千金方》将肺劳分为肺劳实热与肺劳虚寒两个类型，更提倡食疗、导引、针刺之法以愈劳复肺。

宋代编撰的《圣济总录·虚劳》："肺劳者，或因形寒饮冷，逆秋气所致。其证短气面肿，鼻不闻香臭，胸中结滞，气乏声嘶，咳嗽呀呷，咯唾稠粘，或唾脓血，或咽喉干痛，不能唾，上气喘满，渐至衰瘁，寒热时作，饮食减耗，皆肺劳之证。"治宜益气补肺，选用补气黄芪汤、桑白皮散、人参丸等方。严用和在《济生方·五劳六极论》中论曰："医经载五劳六极之证，非传尸骨蒸之比。多由不能卫生，始于过用，逆于阴阳，伤于营卫，遂成五劳六极之病焉……预事而忧成肺劳，应乎气极。""然精极者，五脏六腑之气衰，形体皆极，眼视无明，齿焦发落，体重而聋，行履不正，邪气逆于六腑，厥于五脏，故成精极。"

金元四大家之一朱丹溪于《丹溪心法·咳嗽》中多次提及肺劳、劳嗽："劳嗽即火郁嗽，用诃子能治肺气，因火伤极，遂成郁遏胀满，不得眠，一边取其味酸苦，有收敛降火之功……必以补阴为主。"主张肺劳喘嗽以阴虚火旺证为众，治以滋阴降火为主。

明代戴思明总结前人经验，于《证治要诀·虚损门》中对"劳嗽"进一步阐发，曰："有嗽咳痰多者，名曰劳嗽，与风寒壅热之嗽不同，此乃有本有标，本在肾而标在肺。""劳嗽，有久嗽成劳者，有因病劳久嗽者。"除此之外，还完善了劳嗽的论治，重用北五味子："治劳嗽者，宜用北五味；若风邪在肺，宜用南五味。"

清代费伯雄《校注医醇賸义·劳伤》中云："劳者，五脏积劳也；伤者，七情受伤也。百忧感其心，万事劳其形，有限之气血，消磨殆尽矣。思虑太过则心劳，言语太多则肺劳，怒郁日久则肝劳，饥饱行役则脾劳，酒色无度则肾劳。"尤怡《金匮翼·肺劳》云："肺劳者，呼吸少气，咳嗽喘急，嗌干气极，则皮毛焦干，津枯力乏，腹胀喘鸣。由预事而忧，或风邪久住而成，宜分邪正冷热而治之。"张锡纯的《医学衷中参西录》论述了风温失治伤肺、伏火化热伤肺以及形损伤肺等诸多病因导致肺劳的证治，特别是对于外感误治者、过用寒凉而伤中者、发热妄用酸敛而致留邪者，均有发生肺劳的风险。吴谦在《医宗金鉴·杂病心法要诀》中"虚损成劳因复感，阳虚外寒损肺经"一句注："然其证有五：一损皮聚毛落，洒淅恶寒咳嗽，肺劳也。"

三、肺劳病因病机及病位

1. 病因

（1）外邪内侵，损伤于肺

外邪入里，久踞于肺，变生痰浊、瘀血、水饮、滞气，削弱、消磨正气而致虚劳。

（2）伏气化热伤肺

"冬伤于寒，春必温病"，伤风咳嗽，经久不愈，咳久不已，肺气上逆带动伏火，上乘于金，则水精不布，肾源以绝，且久嗽失气，不能下接沈涵，水子不能救金母，则劳嗽成矣。此皆新感之邪引动体内伏气作祟而致病也。

（3）饮食不节

中焦脾胃者，气血生化之源，后天之本也。人体之长养有赖于脾胃源源不断的补充。故由饮食导致的中土虚损是虚劳病起始的关键。何炫《虚劳心传》也提出了饮食不节，可以致劳。饮食不节，损伤脾胃，久则脾胃功能日益衰弱，脏腑气血失于濡养，日久由虚而损，遂成虚劳。

（4）情志不遂

《中藏经·劳伤论》云："喜怒悲愁过度则伤肺。"指出情志不遂可导致肺劳的发生。肺病的发生与忧思相关，七情愤郁不舒，郁结化热可消耗脏腑精微，忧思过度消耗肺之阳气，导致肺劳的发生。

（5）烦劳过度

形劳：劳倦内伤为虚劳的重要起因之一，张仲景归纳虚劳病之病因大致有三：五劳、六极、七伤，六极指精、气、血、筋、肉、骨的极度劳损，七伤中又有"劳伤"。可见劳倦过度可致虚劳，同时暗示我们应注重调摄养生，以防积虚成劳而难治，肺康复理念由此引申。

心劳：七情所伤各有不同，但均可伤及心神而致心劳虚损。《医学衷中参西录·肺劳喘嗽门》即有因夜不能寐，心神劳倦，心营亏虚，心火妄动，上铄肺金而致咳喘者。

房劳：张仲景《金匮要略》中就提及"房劳伤"是导致"五劳虚极"的基本原因之一。恣情纵欲，耗损真阴，积微成损，损耗日久则衰，从而形成虚劳乃为临床所常见。

（6）久病失治误治，积虚致损

《景岳全书·杂证谟》中提出："疾病误治及失于调理者，病后多成虚损。"大病或久病之后，脏气过伤，病后正气虚羸，不易骤复，加之失于调治，每易酿成虚劳。疾病与误治有关，举凡辛散、苦寒、补中升提、引火归原，用之不当，皆足以动火伤阴，而成虚劳，此说法补充了前人在认识虚劳病因上的不足。如受风温，虽经医治但肺中余热未清，而终致肺阴铄耗，成为肺劳。

（7）先天不足，体质虚弱

明末医家汪绮石在《理虚元鉴·虚症有六因》中云："因先天者，指受气之初，父母年已衰老，或乘劳入房，或病后入房，或色欲过度，此皆精血不旺，致令所生之子夭弱。"清·顾松园著《顾氏医镜》也提出关于少年虚劳病的根由，认为与先天禀赋不足有关，认为"母阴虚者，生子必多弱症"，与现代基因遗传学相关观点颇似。

（8）劳风伤肺

指因劳受风，化热壅肺的病证，《素问·评热病论》云："劳风法在肺下，其为病也，使人强上冥视，唾出若涕，恶风而振寒，此为劳风之病。"此为一复合病因，即首先因于劳倦而伤及人体正气，正气虚不足以抗击外邪，则复感外邪，然"风为百病之长"，故多易感知而发。此不同于外邪内侵伤肺之感邪先于正虚。治疗则"以救俯仰。巨阳引精者三日，中年者五日，不精者七日，咳出青黄涕，其状如脓，大如弹丸，从口中若鼻中出，不出则伤肺，伤肺则死也。"

2. 病机

肺劳的病机关键为肺劳不复，呼吸失司。

3. 肺劳的病位

肺劳的病位在肺，与心、肝、脾、肾密切相关。

四、肺劳为肺脏虚损性疾病

肺劳本属虚证，然仍有阴虚、阳虚之别。"至虚有盛候"，虚则脏腑功能失调，亦有因虚致实者，进而形成虚实夹杂之象。故治当权衡标本之主次，邪正之轻重，其中尤必辨其阳虚阴虚。"法源于理，随证而立，方从法出"，唯如是尔。应根据其病因病机，制定愈劳复肺的治法。"肺为脏腑之华盖，呼之则虚，吸之则满……只受得脏腑之清气，受不得脏腑之病气，病气干之亦呛而咳矣。"肺病日久，损及他脏，他脏功能失调，可互为因果，诱发或加重肺功能损伤。

五、可能转归为肺劳的肺系疾病

1. 慢性咳嗽

（1）西医方面

慢性咳嗽通常是指持续时间超过8周，且无明显肺部疾病证据的咳嗽，临床包括上气道综合征、咳嗽变异型哮喘、胃食管反流综合征、嗜酸细胞性支气管炎等疾病，咳嗽病久不愈，严重损伤小气道及终末细支气管换气功能。

（2）中医方面

中医学无慢性咳嗽病的名称，现多将其归为"咳嗽""内伤咳嗽"范畴。内伤咳嗽因病犯脏腑，病因病机复杂，多种因素参与，各因素间又往往相互影响。慢性咳嗽的病位在肺，但与肝、肾、心、胃、脾等脏腑相关，肺伤日久即损，损久致虚，虚久成劳。

（3）肺康复治疗方面

在内伤咳嗽方面，肺康复治疗深谙"脏腑相关"之理，采用中药内服、中药外用塌渍、针灸、内科推拿等多种康复手段相结合，合理运用健脾祛湿、利胆和胃、育阴潜阳、温脏散寒等诸法，旨在调节脏腑阴阳平衡，恢复肺宣发肃降之常态。

2. 喘证

（1）西医方面

喘证系因久患肺系疾病或受他脏病变影响而致肺气上逆，肃降无权，出现气短喘促、呼吸困难，甚则张口抬肩、不能平卧等症。喘息型支气管炎、各型肺炎、慢性阻塞性肺疾病、心源性哮喘、重症肺结核、肺不张、矽肺、成人呼吸窘迫综合征、睡眠呼吸暂停综合征以及瘾症等疾病出现以喘为主的临床表现时，可参考喘证进行辨证论治。倘若治疗不及时或错误治疗，导致炎症慢性化，长期对气道产生刺激，导致气道高反应，小气道通气功能受损，长期得不到修复，久之可引起肺功能损伤。

（2）中医方面

喘病以肺为主病之脏，并以呼吸急促、鼻扇、张口抬肩为特征。喘病病位在肺，但与其他脏腑息息相关，伤寒、肺痿、肺痈、水气、黄疸、虚劳都可导致喘病。

（3）治疗方面

中医药治疗喘证可以贯穿病程始终，主要体现在改善症状、促进疾病痊愈、降低病死率、提高患者生存质量等方面。"肺主皮毛，肺朝百脉，百脉朝肺"，通过外用中药使局部经络通畅，气血流畅，更有利于内服药物发挥作用。运用多种中医治疗措施，可明显减轻临床症状，使喘促、呼吸困难程度减轻，持续时间缩短，缩短疗程，减轻患者痛苦，降低治疗成本，明显提高了患者生活质量及体质状态，降低了再次住院率。

3.哮病

（1）西医方面

哮喘是一种常见的慢性呼吸道疾病，具有起病早、病程长等特点，是危害我国人民健康的重要疾病之一。支气管哮喘是一种慢性非特异性炎症，患者表现为发作性哮鸣、呼气延长以及无法平卧等主要症状。西医包括现代医学的支气管哮喘、喘息型支气管炎、嗜酸性粒细胞增多症（或其他急性肺部过敏性疾患）引起的哮喘。

（2）中医方面

哮病是一种发作性的喉间哮鸣、气喘的疾患。发时喉中有哮鸣声，呼吸气促困难，甚则喘息不能平卧。外邪侵入人体致宿痰伏于肺脏、痰液胶结滞留、壅阻气道，肺气郁闭，于是喘促气鸣，这是哮病发生的重要病机。化痰平喘、宣肺降逆、补益脾肺为其重要的治法。肺气壅滞，肺为水上之源，主气司呼吸，通调水道，肺气不利，津液不能下达于肾，久则肾气亏耗，肾气亏耗则金水不得相生，久则肺阴不足；肺阴不足，肺气亏耗，气机不利，久则气滞血瘀，肺气不利，气不化津，聚津为痰，痰瘀互结，阻塞肺络，气机郁滞，郁而化热，灼伤肺络，肺肾气虚，痰湿瘀血互结；肺气不利，气机郁滞，中焦升降失常，水谷不化，气血不足，营卫失和，土不生金，肺气失养；肺气不足，金不制木，木气妄动，上逆于肺，木火刑金，灼伤肺络，壅滞气机，久则肺气亏耗，气机壅滞，痰湿瘀血互结于肺，肺金不用，日久成劳。

（3）治疗方面

笔者认为，哮病具有迁延难治且反复发作的特点，在北方严寒之地其发病率更高。哮病发作的原因错综复杂，概括言之，其病因无外乎外感及内伤。他提出"哮病主于火"及"五脏六腑皆令人哮"为哮病的病机关键。他还从脏腑相干理论出发提出哮病因火、热而哮，因痰而作。治疗时，当辨清五脏六腑的寒热虚实，调整脏腑功能，尤其脾胃功能的健运。从火、热论治哮病，发则治其标，缓则治其本。

4. 肺胀

（1）西医方面

现代医学中的慢性肺源性心脏病、慢性阻塞性肺疾病（COPD）多属于祖国医学的肺胀的范畴。慢性肺源性心脏病是临床常见的一种心脏病，多是指支气管、肺组织、胸廓或肺血管的慢性病变导致肺循环阻力升高，导致肺动脉高压和右心室肥大。现代医学多认为其是由多种慢性肺系疾患如慢性阻塞性肺病、肺结核、哮喘等迁延失治引发，其并发症多，易反复发作，迁延难愈。患者临床多表现为长期咳嗽、咳痰、气喘、胸闷、心悸、肢体浮肿、面唇发绀等，重症患者可由肺部感染等导致心力衰竭、呼吸衰竭而死亡，临床病死率较高。COPD急性加重期患者常常并发呼吸衰竭，常因窒息、脑水肿等导致患者死亡，COPD急性加重期患者由于肺泡通气不足，换气功能障碍等因素导致伴发高碳酸血症，可造成心肌功能急性损伤，增加脑血流量，引起颅内压升高，增加患者死亡风险。COPD急性加重期患者常伴发有慢性肺源性心脏病，主要是COPD患者常因阻塞性呼吸困难，引起低氧血症，使肺组织周围血管收缩。同时，部分患者易伴发有肺微小动脉血栓。COPD、慢性肺源性心脏病病情复杂，影响因素众多，与多脏器相关，西医治疗效果多不理想，严重影响患者的生命质量。

（2）中医方面

肺胀是中医学肺系疾病的一种，是多种慢性肺系疾患反复发作、迁延不愈，导致痰瘀阻结，气道不畅，肺气壅滞，肺叶胀满，不能敛降的一种病证，以胸部胀满，憋闷如塞，气促喘息，咳嗽痰多为主要表现。肺胀病形成的总的机理是肺肾气虚，正邪相搏，气聚于肺，气逆上壅，肺体胀满，而致肺胀发生。其间可有风袭水停、饮热互结、痰饮留滞、风温郁热、痰瘀阻滞、阳明胃气太过等病理过程出现。

（3）治疗方面

肺胀早期病情较轻，多由外感六淫，营卫失和，肌腠不利，心肺气机不利，邪气停聚心肺所致，解表散邪，宣畅气机乃主要治疗手段，疗程短，疗效确切。肺胀之中后期，肺肾气虚，气机壅滞，痰湿瘀血阻滞于肺，肺气不利乃是主要病机，消痰化瘀，调节气机升降，温补肺肾乃是主要治疗方法。肺胀的发生与加重，外感一直都是最为主要的因素，解表散邪是治疗的主要切入点，此外，肺胀多有肝气妄动，治疗还应潜镇肝气，疏达气机，而消痰化瘀，补土益肾亦是治疗肺胀的主要步骤。

5. 肺痹

（1）西医方面

间质性肺疾病是一组主要累及肺间质、肺泡和（或）细支气管的肺部弥漫性疾病，通常亦称为弥漫性间质性肺疾病。

间质性肺疾病（ILD）高度致残，包括特发性肺纤维化（IPF）、急、慢性间质性肺炎、结缔组织疾病和结节病。ILD患者经常用力急促呼吸限制了他们进行日常活动的能力——低水平的身体功能和活力、高水平的呼吸困难和疲劳、最大运动限制导致最差的生活质量（QOL）。对于ILD的治疗大多被证明是无效的，没有改善患者的生活质量，也没有治疗后QOL明显改善的证据。ILD病因不清、发病机制复杂、多呈进行性进展，而临床缺乏早期诊断手段和有效的治疗措施。其治疗方式包括药物治疗和非药物治疗。

（2）中医方面

肺痹是由于外感风寒湿邪直入肺中，或五体痹（主要是指皮痹）经久不愈，反复感邪，内伤于肺，或者由于内风夹痰饮、瘀血上逆于肺，留着不去而形成，临床上以喘促、动则尤甚，咳嗽，咳清稀泡沫痰，口唇爪甲发绀（或青紫）为主要临床表现的一种疾病。

（3）治疗方面

肺痹病程长，用药时间长，患者依从性差，针对间质性肺疾病造成的呼吸困难、咳嗽、咳痰、下肢肿等，采用单一的中药治疗难以达到理想效果。而外治法的开展改变了给药途径，通过中药塌渍、熏洗的方法，有效增强了患者的依从性，且疗效确切。间质性肺疾病患者如反复感冒，易导致病情逐渐加重，若引起严重并发症（如病毒感染、细菌感染、消化道出血、肺水肿、心衰），则病程进展迅速，单一中药治疗疗效有限。中药的介入对稳定患者病情、延缓疾病进展起到了积极的作用，但如果配合康复治疗，其疗效更好。中医药在弥漫性间质性肺疾病上具有一定优势，如及早应用中医药治疗此类疾病，相对西医运用激素治疗能够更有效地逆转其炎症反应过程，预防肺纤维化形成，对于同时应用激素治疗的患者，可缩短治疗周期，减少激素用量及减轻激素毒副作用，减轻患者经济负担，提高生活质量，增强了患者用药的依从性和战胜疾病的信心，从而改善疾病的预后。

6. 肺痈

（1）中医方面

肺痈脓疡溃泄之后，脓毒不尽，热毒久恋于肺，正气亏虚，病情迁延，致肺叶疮疡经久不愈，出现反复咳嗽、咯腥臭脓痰和（或）

反复咯血。

（2）治疗方面

中医治慢性肺痈通过多样化、个体化辨证，同时采用多种手段综合治疗，能较快缓解咳嗽、咳脓痰等症状，缩短治疗周期，减少西药副作用，减轻患者经济负担，提高生活质量。由于其支气管壁结构的破坏，引起支气管异常和持久性扩张，导致持续咯吐大量脓痰，此时体位引流、体位排痰亦尤为重要。

7. 肺异生物术后（肺部外科手术后）

肺劳发病最快的莫过于胸廓（肺脏）的外伤或者肺部手术，一处肺体受损，则他处因过劳亢奋而难以恢复，劳而不复，发展成肺劳，此种肺劳可以没有慢性肺系疾患病史，多因突发外伤或者隐匿病变需要手术所致。

中医康复指导可以从情绪疏导、营养支持、疼痛管理等方面进行调理。

8. 寒湿疫（新型冠状病毒肺炎病后）

新型冠状病毒肺炎以肺脾气虚、寒湿偏盛的"状态"为发病基础，病机特点为在寒湿基础上，早期以"邪郁肌腠，寒热错杂"为主；犯肺期患者呈现"寒、湿、瘀、虚、痹"的特征；少部分尤其是重症患者会出现"痿"变，即便患者"转阴"后也有可能会出现肺间质纤维化、咳嗽、胸闷、喘促、活动耐力下降等后遗症，其中尤以肺间质纤维化最为影响患者生活质量及生存期。

新型冠状病毒肺炎在卫表期的病机为疫毒外袭，寒湿内盛，寒湿痹阻于肺络，治以散寒除湿，宣肺解表。肺络痹阻日久进入伤肺期，则气阴两伤，同时寒湿郁而化热，形成热毒，而热毒进一步加重肺络痹阻，治以益气养阴，解毒除疫。在恢复期其病机关键为肺肾虚冷，肺络痹阻，患者出现咳嗽、咳泡沫痰、喘促、气短、乏力、畏寒及周身疼痛等症状，此因后遗症肺纤维化引起，治以温肺助阳，除湿通痹。

六、肺劳的古代治疗方法

1. 清热宣肺，透邪开郁

《医学入门》曰："肺劳邪热，则气喘面肿，口燥咽干……三白汤主之。"肺为清虚之脏，或因外寒束肺，卫气不达；或因风温伏藏，热毒干肺；或因劳风犯肺，致使肺伤，肺气不畅，荣卫不和而病，法当发汗清解之，如以麻黄引气汤、麻杏石甘汤治疗肺劳。

2. 滋阴泻火法

火旺烁金，肺虚劳热，汪氏《医方集解》强调治肺劳有热，慎用补气之剂，酌用二母散养肺阴泻肺，取其苦能泻热，寒能胜热，润能去燥也。程国彭《医学心悟》："治虚损者，当就其阴血未枯之时而早补之。患虚损者，当就其真阴未槁之时而重养之，亦庶乎其可矣。"以上均说明顾护阴液对治疗肺劳十分重要。

3. 清金保肺法，培土生金

《外台秘要》以建中汤疗肺虚损不足，补脾胃之气，培土生金，以助肺劳向愈。薛雪《扫叶庄医案》中有"久病务以饮食为先""培土调中，以奠生金之母"，指出调补脾胃在治疗肺劳过程中的重要性。《症因脉治》指出："或劳役过度，肺气有伤；或饮食劳倦，中气有损，脾伤则土不生金，肺伤则气怯喘嗽。此子母俱病，而成气虚咳嗽之症也。"故治疗上当重视肺脾同治。

4. 补肾益肺法，金水相生

医圣孙思邈于《备急千金要方》言："凡肺劳病者，补肾气以益之，肾旺则感于肺矣。人逆秋气，则手太阴不收，肺气焦满。顺之则生，逆之则死。顺之则治，逆之则乱。反顺为逆，是谓关格，病则生矣。"《目经大成》言："肺气根于丹田，故肺肾为子母之脏……肺足自生水，且使肾能纳气。水足可胜火，而后火不刑金。二本固，则肺劳虚热等证，计日可瘳。"《笔花医镜·虚劳论治》曰："感邪在肺，则作咳嗽，治失其宜，则咳不已，久咳则伤肺金，金伤不能生水，则肾水日枯，肾火日炽，上灼于肺，再复嗜色欲受，外邪以竭其水，而虚劳成矣。"故治以补肺益肾，使得金水相生，相得益彰。

5. 温肺平补法

《黄帝内经·至真要大论》言："劳者温之。"温者温存之义。《医学纲目·劳瘵骨蒸热》指出，"肺劳气损""不足者，补之以味，谷肉菜果，百味珍羞，无非补也"。即以食补为宜，平和温润，而峻补不宜，尽量减少大热辛燥之品防其助肺火，更伤肺阴。陈士铎《石室秘录·论虚劳》以温治法论治虚劳，曰："不可用寒凉，又不可用辛热，不得已乃用温补之药，以中治之也。"又云："俱不可用偏寒偏热之药，必须温平之品，少少与之，渐移默夺，庶几奏效。"

七、肺劳的现代调护方法——中医肺康复治疗

肺劳为肺脏虚损性疾病，其本属虚证，然仍有阴虚、阳虚之别。"至虚有盛候"，虚则脏腑功能失调，亦有因虚致实者，进而形成虚实夹杂之象。故治当权衡标本之主次，邪正之轻重，其中尤必辨其阳虚阴虚。"法源于理，随证而立，方从法出"，唯如是尔。当根据

其病因病机，制定愈劳复肺的治法。肺病日久，累及其他脏，脏腑功能失调，可互为因果，诱发或加重肺功能损伤。

1. 中医康复疗法

中医学中早已蕴含着康复的理念，其历史源远流长，在人类的医疗生活实践中不断积累、发展，不仅有着较为完整的康复理论，更有独特的康复治疗方法，如导引、按跷、针灸、推拿、膏方等。

（1）导引

早在《素问·阴阳应象大论》中就有"气虚宜掣引之"的论述，其中"掣引"就含有导引的意思。通过导引，可以使人身正气充盛，肌表固密，精气内守而不外泄，六淫外邪就不会乘虚内侵而发病。古代的八段锦、六字诀、太极拳等导引之术应用也很广泛。八段锦讲究调心、调身、调息，呼吸吐纳与形体活动相配合，调节人体经络气血运行，通过呼吸吐纳，使呼吸肌得到充分锻炼，进而改善肺的通气功能，提高患者生活质量。六字诀讲究呼吸配合发音，最早见于南北朝时期的《养性延命录》，有研究显示，六字诀呼吸操明显优于全身呼吸操，可以显著提高慢阻肺患者的生活质量。太极拳强调呼吸和动作紧密结合，可以使身体各部肌肉的肌力和耐力得到提高，能明显改善患者的体质，减少抑郁和焦虑。通过锻炼这些传统功法，配合呼吸吐纳，可以减轻胸腹矛盾呼吸，改善患者活动能力。这些传统导引术易于掌握，简单易行，没有时间和地点的限制，可以在患者中广泛开展。

（2）按跷

按跷，又名推拿、按摩，应用于内科疾病的治疗由来已久。推拿以中医学整体观念、辨证论治等为基础，通过上肢运用适当的手法和力度，作用于人身体表面的经络、穴位，以达到疏通经络、治疗经络相联属的脏腑疾病作用。《素问·调经论》中提出针对虚性病证的患者，因其体表卫气不足，喜按其病变局部，说明按摩可起到温经散寒通络的作用。《圣济总录》中对推拿疗法作了系统的整理总结，指出推拿有调畅气机、疏通凝滞的作用。陈钦等运用推拿治疗15例稳定期慢阻肺患者，通过观察呼吸困难评分、一秒率等量化指标，结果显示推拿可以有效缓解患者的临床症状，提高患者生活质量。脏腑推拿治疗肺劳以腹、背部推拿为重点，尤以腹部推拿为主，再加辨证点揉穴位以通经络调脏腑来达到补虚泻实、平衡阴阳的治疗作用。

肺劳腹部推拿手法以一指禅推法为主，着力于打通任脉，贯通三焦，意在调气活血，引气归元。人体生病皆因邪气所侵或七情所伤造成脏腑气机失调，清浊之气升降无序，气血运行不畅，身体阴阳失衡。对任脉的通调要先通中焦以利胃肠浊气下降，后开下焦使清气上升，再放带脉使周身表里气通，最后开上焦使气分能直通下达丹田，使三焦气血和畅，所以首开中焦为调中气的第一要义。通调任脉，贯通三焦，依次施治的穴位为阑门、建里、水分、气海、带脉、章门、左梁门、右石关，这是开中气、调气活血、引气归元的关键。配以点按天突、膻中、中府、云门以宽胸理气，针对虚实病症和相关穴位，采用"调""补""泻"等不同手法，使清气上升，浊气下降，损其有余，补其不足，使气血运行正常，最终达到整体阴阳平衡。

肺劳背部推拿手法以点穴为主，早在中医典籍《黄帝内经》中就有明确的记载。《素问·举痛论》言："寒气客于背俞之脉，则脉泣，脉泣则血虚，血虚则痛，其俞注于心，故相引而痛；按之则热气至，热气至则痛矣。"中指出按揉脊柱两侧的背俞穴（心俞、厥阴俞），可以治疗寒凝气滞血虚导致的心痛，背俞穴共有肺、厥阴、心、肝、胆、脾、胃、肾、大肠、小肠、膀胱俞等穴，可以治疗与其相应的脏腑病证。常用"点""揉""推""拨"等手法，力度较腹部任脉手法为重，临床施治时应依据患者情况而用。施治顺序以大椎为总枢纽，大椎与肩井并用，点按这两个穴位使清气升，浊气降，再按揉风门、肺俞、心俞、肝俞、脾俞、肾俞，节节而通，纳气归元，降逆平喘。最后平推肩背部、扣拍背部，作为整理手法，有利于痰液的排出。

推拿功法通过特定的锻炼方式，是提高推拿临床医生的体质和技能的重要手段，推拿功法可以使推拿医生身体内外兼修、调达统一，临床手法的巧力、耐力均得到增强，从而充分发挥手法的疗效。推拿手法要求持久、有力、均匀、柔和并能将疗效渗透到机体深层，需要有推拿功法坚实的基础，通过推拿功法训练能拔伸筋骨、协调阴阳，通过身心并练，可以增强练功者体质，影响练功者的情绪、情感，从而增强推拿医生体质，并能提升对临床患者的治疗效果。通过患者自身练习配合医生的手法治疗更能获得良好的疗效。而且大多数传统功法练习均能够疏通经络、调畅气血、滑利关节、扶正祛邪。

（3）针灸补虚复劳

针灸在我国传统医学中历史较为悠久，其治疗效果明显，是中医学中较为重要的一个组成部分。针灸应用于肺病的治疗早在《素问·调经论》就有提到，其中指出对于肺功能的轻度损伤，可以用针刺的治疗方法。《针灸甲乙经》中记载阳气冲逆于上，胸中满闷，端坐呼吸，针刺天突可以取得疗效。经络、脏腑病变可在体表某些经、穴部位出现病理反应，针灸一定的经、穴又可治疗相应脏腑的病变。针刺的方法可以疏通经脉，调和气血，使气血在经脉中运行顺畅，出入离合循行无阻，从而治愈疾病。

笔者认为针刺主要取穴以调理肺、脾、肾三脏为原则，实证宣肺、止咳、平喘，虚证健脾、益气、补肾。实证用泻法；虚证用补法。治疗取毫针针刺，得气后留针 30 分钟。主穴：肺俞、列缺、太渊、定喘、内关，行平补平泻手法。配穴：肺热实证，见发热、痰黄难出、咯血者，可兼取孔最、鱼际、二间、三间、大椎、尺泽、合谷，施以提插捻转泻法。孔最为肺经郄穴，阴经郄穴善于止血。鱼际、二间为荥穴，大椎为清泄热邪之特效穴，三者相合有清泄肺热的作用。尺泽为合穴，可降肺气。共取上穴可清热化痰，行气止血。痰湿内盛者，配脾俞、丰隆、足三里以健脾胃而化痰湿，行平补平泻手法。足三里可调和脾胃气机以资生化之源，使水谷精微上归于肺，肺气得充，则不失宣降之职，且脾胃健运，则水液运化可循常道，配合治痰要穴丰隆、脾经之背俞穴，可调整脾经精气，使痰浊不生。内有郁滞，胸闷者，配以膻中、气海、膈俞，行平补平泻手法。膈俞为八会穴之血会，为血脉汇聚之处，膻中为气会，气海为调气降气之有效穴，郁滞日久者气血难行，三穴相配可通络祛瘀，行气活血。内关为手厥阴经络穴，两者相配起宽胸、利气、定喘的作用。久病虚弱者，配肾俞、关元、三阴交、太溪，以壮肺肾之气，取之可加强补益之功，施以捻转补法。肺经原穴太渊配肾经原穴太溪、肾经背俞穴肾俞，可充肺肾真元之气。三阴交为三阴经交汇处，可补益肝肾，健运脾土，理气通络活血。关元、气海为任脉经穴，且关元为三焦募穴，与元气相关，两者相合可益气温阳，调一身之阳气，培补元气。

2. 外用贴敷治疗

（1）三伏贴

强调春夏宜补阳，秋冬宜补阴，这是根据一年阴阳四时变化提出的养生起居防病治病的根本法则，其所蕴含的"治未病"思想是后来"冬病夏治"的最早理论渊源。春夏时节阳气主升亦主生，尤其夏至时节，人体阳气最旺盛，但是夏至后则阴升阳降，阴气开始上升，阳气开始衰减，为了给秋冬储备阳气，使机体不为严寒所伤，对于阳虚者则更应该补阳助阳。

三伏贴作为冬病夏治、补阳助阳防病治病的一种方法，不应只拘泥于治疗肺系疾病。根据背部俞穴的治疗范围，不同背俞穴可调节不同脏腑的气血功能，因此三伏贴敷于不同背俞穴可以防治不同脏腑系统的疾病。三伏贴的根本作用是补阳助阳，故所有阳虚、阴寒凝滞类疾病都可以通过三伏贴敷于相应穴位进行防治，除了肺系疾病，其他四脏及六腑系统的疾病都可以运用三伏贴，临床须通过辨证论治来运用。

（2）三九贴

三九贴是通过药物对穴位的刺激来发挥作用。一方面，药物经皮肤和穴位的吸收，随经脉的循行导入脏腑，直达病所，发挥药物的"归经"作用；另一方面，敷贴药物输布于全身，激发周身之经气，振奋人体相应的脏腑功能，达到疏通表里、沟通经络、促进气血流畅的作用，使脏腑安和，阴平阳秘，最大限度地以阳克寒，驱散患者体内的阴寒之气，将冬病之邪消灭在蛰伏状态，从而达到治愈慢性虚寒性疾病或抑制其复发之目的。

三九时期，阳气潜藏，阴气极盛，同气相求，人体要顺应阳气收敛、阴气生长的特点，注意保养、调养自身的阴气，使自己阴气、阴精充足，更好地蓄积生命活动的基本物质。乘其势而治之，往往可收事半功倍之效，对治疗阴虚疾病有指导意义。

3. 中药食疗

食疗是利用日常的食物来改善人体机能的治疗方法，中医很早已经认识到食物不仅有营养作用，而且还能防病祛病，但饮食五味太过又会伤及到五脏，过咸会使骨质受损，过酸会使肝气偏盛，过甘会使肾气失去平衡，过苦会使脾气受损，过辛会使筋脉松弛，所以在日常中应该教育患者慎重调整饮食五味。《素问·脏气法时论》中还强调了以食疗配合药物治疗疾病的重要性，其中提到药物是用来攻击病邪的，五谷是用来营养身体的，五果是作为辅助营养品的，五畜之肉是用来补益身体的，五菜是用来补充食品营养不足的，并指出肺有病的患者适宜吃苦味的食物，如小麦、羊肉、杏子、野蒜等。名医扁鹊就有治疗疾病时先用食物治疗，食疗不愈再用药物治疗的记载。孙思邈也在《千金要方》中强调，治疗疾病要先以食疗，若不愈，再用药物治疗。

膏方又称"膏滋""煎膏"，膏，肥也；《韵会》云："凝者曰脂，泽者曰膏。"膏方以中医理论为指导，以辨证论治为基础，具有强身疗疾扶正祛邪，培元固本的作用，是服用方便的一种中医制剂。中医常用八种剂型——丸、散、膏、丹、汤、酒、露、锭之一。膏剂不等于膏方。膏剂有内服和外敷两种，内服膏剂又被称为"膏方"。

膏方调治对象：①原有慢性疾病者。目的：减少疾病复发次数、减轻疾病发作时症状，提高生存质量，部分可临床痊愈。②亚健康状态者。③康复患者，尤其是术后、重病后患者。

八、医案举隅

病案一

患者男性，66岁。

患者于6年前感寒后出现咳嗽、咳痰、喘促症状，自行于附近诊所静脉滴注抗生素、止咳化痰药（具体不详）后症状缓解，一直未予重视，未予系统诊断及治疗，病情时好时坏，每于天气变化、季节交替时上症加重，病程中病情逐渐加重。2014年因感寒后上症再发加重，自行于吉大一院住院治疗，诊断为"慢性支气管炎，肺气肿"，应用抗生素、止咳化痰药（具体不详）后症状好转出院。7天前患者因感寒后上症再次加重，自行口服止咳化痰药（具体不详）后症状未见明显改善。现症：胸部膨满，胀闷如塞，活动后气短，咳嗽，咯黄痰，质黏，量少，尚易出，周身乏力，口干，纳差，寐可，二便正常，舌质淡，苔白腻，脉滑。既往有冠心病病史2年。辅助检查：肺功能示FVC36.69%，FEV_1 23.49%，药后一秒率51.92%，药后FEV_1 46.22%，肺储备率61%。支气管舒张试验：阴性。心电图：窦性心律，QRS额面心电轴不偏，右房负荷过重。肺部CT：慢性支气管炎、肺气肿。

患者久咳久喘，肺气不足，子盗母气，土不生金，脾胃虚弱，痰湿中生，加之平素性情急躁，胆火偏旺，胆火夹痰上逆于肺，肺气本虚，又痰火上扰，肺宣降失职，发为喘咳，喘咳日久不愈，发为肺劳。

中医诊断：肺胀。

辨证：胆胃郁火，湿阻中焦。

西医诊断：慢性阻塞性肺疾病。

治法：清胆利湿，和胃化痰。

方药：蒿芩清胆汤化裁。

组成：青蒿 30g，黄芩 15g，竹茹 20g，陈皮 15g，郁金 30g，桔梗 10g，枳壳 20g，黄芩 15g，清半夏 9g，生姜 10g，茯苓 15g，炙甘草 10g，滑石 20g，大青叶 10g。上药水煎取汁 300mL，每次 150mL，每日 2 次口服。

外用塌渍：中药塌渍清热化痰方（2 号方）外敷背部。

康复前评估：患者无心绞痛，无高血压，6 分钟步行试验情况：6 分钟步行距离 344 米，运动中气短指数 2，静息血氧饱和度 94%，运动后血氧饱和度 88%，静息心率 88 次 / 分，运动后心率 104 次 / 分。体重指数：20.8kg/m^2。肺功能情况：FVC42.02%，FEV_1 23.49%，FEV_1/FVC（药后）50.38%，MVV32.38%，肺储备率 61%，支气管舒张试验：阴性。CAT 评分：7 分。综合评估结论：患者老年男性，咳嗽、喘促，明显乏氧，活动能力受限，肺通气功能重度阻塞，营养不良。

康复方案：

（1）有氧运动训练（四肢联动）

第 1 天给予强度 L1 级，15 分钟，吸氧 3 升 / 分，患者运动 7 分钟后达到目标心率，运动后微汗出，自觉很舒适，无其他不适。第 2 天给予强度 L2 级，15 分钟，吸氧 3 升 / 分，患者运动 5 分钟后达到目标心率，运动后少量汗出，有些疲劳，无其他不适，保持上述运动模式3天。第5天给予强度L3级，15分钟，吸氧3升/分，患者运动3分钟后达到目标心率，运动后少量汗出，略疲劳，无其他不适，保持上述运动模式3天。第8天给予强度L3级，20分钟，吸氧3升/分，患者运动3分钟后达到目标心率，运动后少量汗出，有些疲劳，无其他不适，每周5次，保持上述运动模式至出院。其目的为增强心肺功能，增加活动耐力。运动中须监测血压、血氧、心率。

（2）抗组训练

上肢：5KG（哑铃），分别进行肱二头肌训练、压肩训练、站立划艇训练，每组重复8个，每次练习3组，组间休息1～2分钟，频率：2次/周。下肢：靠墙半蹲运动，每组重复8个，每次练习3组，组间休息1～2分钟，频率：2次/周。其目的为增强患者肌肉力量。

（3）脏腑推拿治疗

顺时针摩腹，通胃肠之气以降浊；一指禅推阑门、巨阙、上脘、中脘、建里以开中焦之气健脾和胃；一指禅推气海、关元穴以培补元气；按揉带脉穴以解除带脉对诸经的约束；勾点天突、按揉璇玑、华盖、膻中穴以降逆止咳平喘；点按中府、云门以宣肺止咳；拿揉、掌根按压胸大肌部位以缓解呼吸肌的疲劳；平推前胸以宽胸理气；按揉定喘、肩井以降逆平喘；按揉肺俞、心俞、脾俞、胃俞、肾俞穴以激发各脏腑功能；平推肩背、扣拍肩背部以有利于痰液排出。每次施术30分钟，每周5次。

（4）健身气功八段锦　每日1次。

（5）膈肌起搏器治疗　每日1次。

经16天治疗，患者病情好转，查体口唇略发绀，桶状胸，肋间隙增宽，叩诊过清音，听诊双肺呼吸音较前增强，两下肺可闻及少量湿啰音。出院时症状：偶咳，无痰，活动后喘促较前明显减轻，纳可，寐可，二便正常，舌质淡，苔白，脉略滑。复查6分钟步行试验情况：6分钟步行距离355米，运动中气短指数2，静息血氧饱和度96%，运动后血氧饱和度92%，静息心率95次/分，运动后心率113次/分。体重指数：20.8kg/m²。复查肺功能情况：FVC41.46%，FEV$_1$ 20.77%，FEV$_1$/FVC（药后）55.6%，MVV33.93%，肺储备率66.9%。支气管舒张试验：阴性。CAT评分：16分。

病案二

患者女性，39岁。

该患于12年前感寒后出现鼻塞、流涕、咳嗽，咳痰、胸闷、气短、喉中哮鸣有声等症状，自行口服"感康、止咳平喘片"后未见改善，故先后就诊于"吉大一院、中日联谊医院"，行"支气管舒张试验、肺CT"等相关检查后，诊断为"支气管哮喘"，给予静脉滴注"抗生素、甲泼尼龙、多索茶碱"、口服"孟鲁司特钠薄衣片及其吸入'舒利迭'"等治疗后，症状缓解。此后病情反复发作，好发于季节更替之时；期间辗转于"北京协和医院、同济医院"就诊，经系统检查后，均诊断为"支气管哮喘"，治疗上，反复应用"甲泼尼龙、美罗培南、多索茶碱"等药物静点及"舒利迭、都保"吸入等治疗后，病情仍时好时坏。2周前患者感寒后上症再发加重，伴有鼻塞、流涕、咳嗽、咳痰、胸闷、气短等症状，自行口服"感康"及吸入"舒利迭"后，外感症状解除，余症未见改善，故于今日就诊于笔者门诊，收入疗区行系统性康复治疗。现症：喉中哮鸣有声，胸闷，气短，咳嗽，咳痰，痰黄质黏量少，不易咳出，时有恶心，胃脘部胀满不适，反酸，口苦、口干、口渴，面色黧黑，情志焦虑，齿松发脱，皮肤甲错，周身疼痛不适，饮食可，寐差，小便黄，大便干，舌质暗红，舌底脉络迂曲，苔黄腻，脉沉涩。听诊双肺呼吸音粗，可闻及散在哮鸣音。理化检查：血常规回报示未见异常；肺CT示双肺纹理增强、紊乱；支气管舒张试验阳性。

患者以喉中哮鸣有声为主症，故辨为哮病；同时患者久病，肺体用受损，劳而不复，故辨病为肺劳。该患者的"火"邪，主要是由于久病，长期应用苦寒清肺之药物，过度耗散命门之火，温煦无力，脾阳升发无力，运化水湿失司，水湿内停，外侵体表，导致体表营阴瘀滞；同时久患肺系疾患，肺体用受损，劳而不复，则肺气亏虚，无力宣发卫气，卫阳内郁，郁而化火，火性炎上，冲逆妄行，但是由于体表营卫瘀滞，导致火邪相对宣发无路，奔冲于上，搏击气道，发为哮病。因此可见入院时患者的相关症状。

中医诊断：①哮病，发作期；②肺劳。

辨证：营卫瘀滞，火邪内生，肺气奔迫。

西医诊断：支气管哮喘急性发作期。

康复诊疗计划如下：

（1）姜人糖

原料：干姜30g，淡豆豉15g，桃仁15g，饴糖250g，植物油少许。

制法：干姜、淡豆豉、桃仁同放锅内，加水适量，文火煎煮，每 30 分钟取汁 1 次，取 2 次后合并，文火煎煮至浓，加饴糖调匀，继续煎熬至挑起糖浆成丝时停火，倒入涂有植物油之搪瓷盘内，摊平，稍凉后化成小块。

用法：每服 3 块，每日 3 次。

（2）日常生活指导

①保持情绪乐观，禁大怒、大悲，以免伤肝伤肺。②患者目前体表瘀滞、体内火邪内郁明显，因此着装禁过于艳丽，可以选择色泽相对较为暗淡如黑色、灰色的衣物，有利于火邪内敛；同时注意保暖，以免因寒而导致体表瘀滞加重。③宜居住于室内相对静谧之所，可以听语调相对低沉的音乐如古典乐，同时居处色调以淡幽为主，不宜过于光鲜艳丽，以免扰动心神，引动肝火上逆而导致郁火更旺。④早睡晚起，使志伏而勿扰阳气，避免火邪过于内扰。

（3）呼吸及咳嗽指导（主动循环呼吸技术训练）

1）呼吸控制法

患者按自身的速度和深度进行潮式呼吸，医生鼓励其放松上胸部和肩部，尽可能多地利用下胸部即膈肌呼吸模式来完成呼吸。通过这种方式可以缓解呼吸困难，改善呼吸模式，减少呼吸做功，为后 2 步做准备。

2）胸廓扩张运动

患者在深吸气末屏气 3 秒，然后完成被动呼气动作，连续完成 3～4 次。该运动有助于肺组织的重新扩张，并有利于排出过量的支气管分泌物。

3）用力呼气技术

患者缓慢深吸气，随后张嘴用力哈气，呼气同时打开声门，但不发出声音，持续 1～2 次。通过这种方式诱导患者咳嗽、咳痰，以清除气道内痰液。

以上技术训练可灵活组合，但每次胸廓扩张运动或用力呼气前后应通过呼吸控制法放松呼吸肌，避免气道痉挛。

（4）运动处方的制定

运动强度：该患者拒绝心肺运动实验，因此采用目标心率的方法。

目标心率 =（220～39）×（0.65～0.85）=118～154 次/分

运动时间：一般为目标心率累计时间达到 20～30 分钟，运动时间长短宜与运动强度相互调节。

运动方式：以有氧运动为主，目前以四肢联动为主。

运动频率：5 次/周，不要中断运动 2 天以上。

运动周期：3 周。

（5）处方

1）依据辨证，确立活血通络，肃肺平喘的治法。方药：牛膝 20g，地龙 15g，香附 20g，羌活 10g，秦艽 15g，炙甘草 10g，当归 15g，川芎 15g，黄芪 30g，苍术 15g，黄柏 15g，桃仁 15g，红花 15g，没药 10g，五灵脂（包煎）10g，杏仁 10g，炙麻黄 6g。5 剂，水煎取汁 300mL，100mL，每日 2 次口服。

方义：方中川芎、当归、秦艽、桃仁、红花、地龙、没药、五灵脂活血通络，宣通体表瘀滞，并且地龙、桃仁与杏仁、炙麻黄相配以宣肺平喘，兼活血通络。牛膝引火下行，羌活引领诸药入膀胱经，以泄肝加强宣通体表瘀滞的作用。香附疏肝以调畅气机；苍术、黄柏，取其二妙散之意，清热燥湿；黄芪以健脾胜湿；炙甘草调和诸药。

2）予温经通络之中药外敷及针刺治疗，具体同针刺方案。

经过上述系统康复治疗1周后，患者已无喉间哮鸣，已无口苦、口干、口渴症状，面色苍白，时有胸闷，气短，动则尤甚，咳嗽，咳白痰，质稀，量少，易咳出，畏寒肢冷，饮食可，寐差，小便清长，大便略溏，舌质淡，苔白，舌体胖大，脉沉细。听诊双肺呼吸音粗，偶闻及哮鸣音。患者经过口服活血通络、肃肺平喘之中药汤剂后，营卫瘀滞得到解除，但命门火衰，肺肾亏虚，肺气壅滞之证候群凸显，因此调整康复治疗方案如下。

（1）沙参玉竹蒸鸭

原料：老鸭1只，玉竹50g，北沙参50g，姜、花椒、黄酒、盐适量。

制法：将老鸭宰杀去毛，去内脏，玉竹及北沙参拣净杂质，洗净备用。将老鸭、玉竹、沙参同放入煲内，加清水、姜、花椒、黄酒、盐适量，用小火炖2小时。

（2）日常生活指导

禁惊恐，以免伤肾，不利于阳气内敛。

（3）处方

依据目前的辨证，更改治法为补肺肾，纳气平喘。方药：麦冬15g，五味子10g，熟地黄20g，山药20g，山萸肉15g，泽泻15g，茯苓20g，牡丹皮15g，桂枝15g，附子（先煎）10g，紫石英（先煎）30g。10剂，水煎取汁300mL，100mL，每日2次口服。

同时更改中药外敷及针刺方案（具体同针刺方案）。

经过上述方案连续治疗2周后，患者已无喉间哮鸣，无恶心、胃脘部胀满不适、反酸，面色红润，胸闷、气短缓解，咳嗽、咳痰好转，饮食、睡眠可，尿、便正常，舌质红，苔薄白，脉沉细。听诊双肺呼吸音粗，未闻及干、湿啰音。

小结：哮病为中医"四大顽疾"之一，为难治性疾患，易于反复发作。对其发病机制，其经典论述颇多，《黄帝内经》《金匮要略》等均有涉猎，后世医家也有继承和发挥，如朱丹溪将其正名为"哮喘"，从痰论治，直至明代虞抟将其区分为哮及喘，但是多从"伏痰""痰饮"等伏邪角度进行论治，其效果欠佳，容易反复发作。其较为经典的论述为清朝的李用粹在《证治汇补·哮病》所说："因内有壅塞之气，外有非时之感，膈有胶固之痰，三者相合，闭拒气道，搏击有声，发为哮病。"至此之后，后世医家多依从于此，少有探究。笔者从事中医肺病临床实践工作多年，对哮病的发病机制深度探析，提出"哮病主于火"的理论，从"火"论治哮病，临床上多有奇效。

病案三

患者女性，75岁。

患者反复咳嗽11年，喘促7年，加重10天。患者于11年前因无明显诱因出现咳嗽、咳痰，于大兴安岭地区医院就诊，诊断为"间质性肺炎"，仅给予抗生素治疗，病情无明显缓解。7年前患者出现喘促，反复于哈医大第二临床医院、北京协和医院、黑龙江中医药大学附属医院住院治疗，诊断同前，均予止咳平喘、抗感染等对症治疗后症状改善出院。

5年前患者于哈医大二院住院治疗，予醋酸泼尼松片50mg每日1次口服，病情仍进行性加重。2年前停用激素后患者上症显著加重，经多方咨询，于笔者门诊就诊，给予中药汤剂辨证治疗，配合口服笔者自主研发的治疗间质性肺疾病的院内制剂，在未用其他药物治疗的情况下病情得到稳定。为进一步改善患者的活动能力，减轻其呼吸困难程度、延缓致残程度、延长生存期，最大限度地提高患者生存质量，笔者于 2015 年 6 月 23 日将其收入院进行肺康复治疗。现症：喘促，动则尤甚，咳嗽，咳痰量多，色黄白相间，质黏，不易出，胸闷，口干，畏寒，手足欠温，周身乏力，纳少，寐差，二便正常。既往患者有高血压病病史 12 年，最高血压 180/100mmHg。血气分析（吸氧 2L/min）：PH 7.43，PO_2 60mmHg，PCO_2 42mmHg，HCO_3 27.9mmHg，SO_2 91%。心电图大致正常。血常规：单核细胞百分比 9.44%。生化检查：β_2 微球蛋白 2.70mg/L，前白蛋白 96mg/L。降钙素原测定回报示未见异常。自备全肺 CT（2015.5.16）示两肺纹理增强紊乱，肺野密度呈磨玻璃状增高并见弥漫条网状、蜂窝状影，界限欠清晰，肺野透光度不均，局部见胸膜略厚空泡状透光区，两侧胸廓对称。印象：①考虑两肺慢性间质性炎症，肺气肿，双肺多发肺大泡。②提示两侧胸膜略厚。听诊双肺呼吸音弱，双中下肺可闻及散在爆裂音。

中医诊断：①肺痹（邪盛痹重期，寒饮伏肺，肺络痹阻）；②肺劳（肺劳及肾）。

西医诊断：①间质性肺疾病；② I 型呼吸衰竭；③高血压病 3 级（极高危组）。

康复治疗：

（1）中药塌渍 3 号方外敷。

（2）配合呼吸锻炼。

（3）有氧运动训练（四肢联动）。

第1天给予强度L1级，15分钟，吸氧3升/分，患者运动2分钟后达到目标心率，运动后微汗出，自觉很舒适，无其他不适。第2天给予强度L1级，15分钟，吸氧5升/分，患者运动2分钟后达到目标心率，运动后少量汗出，微微疲劳，无其他不适，保持上述运动模式13天。第15天给予强度L2级，15分钟，吸氧5升/分，患者运动7分钟后达到目标心率，运动后少量汗出，略有些疲劳，无其他不适，保持上述运动模式3天。每周5次，保持上述运动模式至出院。其目的为增强心肺功能，增加活动耐力，运动中监测血压、血氧、心率。

入院时6分钟步行试验：运动45米时血氧降为80%，停下后血氧持续下降，并伴有剧烈咳嗽，血氧一度下降至70%，且有下降趋势，故终止试验。

康复治疗13天后复查6分钟步行试验：行走至45米时血氧降为77%，行走至60米时血氧降为72%，且有下降趋势，终止试验。

康复治疗23天后，复查6分钟步行试验：行走45米时血氧降为82%，行走至70米时血氧降为75%，休息约3分钟后，血氧升至85%，继续步行，行至128米时6分钟时间截止，血氧为79%。经治疗（32天）后，患者活动后喘促较前减轻，咳痰量少，色白质黏，易出，时有胸闷，无口干，手足欠温及乏力明显改善，纳可，寐可，二便正常，舌质暗红，苔白，脉弦细数。听诊双肺呼吸音较前增强，双中下肺可闻及爆裂音。

附

王檀：传承中医药精华，创新中医药发展

　　王檀，男，1963 年 2 月出生，山东诸城人，长春中医药大学附属医院肺病·肿瘤血液中心主任、主任医师、二级教授、博士生导师、国家防疫专家组成员、第二届全国名中医、长江学者，曾被评为"全国卫生健康系统新冠肺炎疫情防控工作先进个人"，荣获"全国五一劳动奖章"。潜沉从医数春秋，浩瀚医海勤为舟，王檀教授临证多年，研阅百卷，精心探究，步履不辍，力行躬身，从未懈怠。新型冠状病毒引起的疫情来临之际，王檀教授以白衣为甲，深入抗疫前线，为生命站岗，为健康护航，守护一方人民。

创"两期七证"前瞻理念论治肺痹 填补中医药治疗间质肺空白

　　王檀教授在国内首次提出间质性肺疾病归属中医"肺痹"范畴，创立了"两期七证"的创新辨证论治体系，提出本病是因风、火、寒、湿侵袭，肺气闭塞，肺络痹阻不通，气血运行不畅，着而为痹的新观点，确立"温肺、助阳、除痹、通络"的基本治法，制定间质性肺疾病中医诊疗方案，构建了融合中医辨证施治技术、中药外敷封包技术、中医脏腑康复技术等为一体创新治疗体系，涵盖了病

因病机、证候分型、治则治法、方药、康复、预防调护等，取得了一系列研究成果，研发多种院内制剂（助阳补肺除痹颗粒、温肺逐饮除痹颗粒、清肺化饮除痹颗粒等，已获批国家发明专利），对促进炎症吸收、延缓甚至逆转纤维化进展，延长患者生存期、改善患者生活质量等方面均有良好疗效，填补了治疗间质性肺疾病临床无中成药制剂的空白。

从"心神"论治肺异生物 形成中医药诊疗方案

王檀教授对肺癌、肺结节的中医药治疗有独到见解，创立了"肺异生物"的病名，总结本病病机为肺气不足、心神失控、肝火司令，治疗通过改变癌细胞生长的内环境，调整因肿瘤发生、进展导致的各种生理机能的紊乱，形成规范化中医诊疗方案，从根本上抑制癌细胞的演变和生长，这些方法已通过临床验证，在使瘤体缩小甚至消失、减轻放化疗后的毒副反应（如放射肺、骨髓抑制、消化道反应等），预防病后复发等方面均能取得显著疗效，可有效延长患者生存期。

以"脏腑相关、脏腑相干"为理论基础 创新肺病辨证核心体系

王檀教授创立了"哮病主于火"理论，应用中医药辨证治疗急、慢性哮喘发病状态，针对激素依赖性哮喘和脆性哮喘疗效显著。其治疗根据个体差异调整全身状态，尤其在预防、治疗哮喘急性发作以及减少甚至停用激素方面取得了显著的疗效；在中医治疗慢性阻塞性肺疾病理论方面提出"肺胀治从中焦"，以"脏腑相关、脏腑相

干"为理论依据，提倡"邪盛胀重期"、"邪微胀缓期"两期分期论治，创新肺病辨证核心体系。

推介"中医肺病康复"理念 制定规范化中医肺康复方案

王檀教授提出了"肺劳"病名及"愈劳复肺"的康复总则，制定了具有中医优势的慢病论治体系，对肺肿瘤、肺结节、肺减容术后、间质性肺疾病、慢性阻塞性肺疾病、支气管哮喘、支气管扩张等慢性呼吸系统疾病进行康复管理，尤其是对于肺癌手术前后患者，应用中医药配合中医肺康复治疗方案治疗，可以改善术后出现的咳嗽、气促、胸痛等症状，对于促进疾病痊愈，降低复发、转移风险，改善肿瘤患者生活质量，延长其生存期有重要作用。王檀教授带领团队于 2009 年在长春中医药大学附属医院成立了国内首家规范中医肺康复室及康复疗区，在这里，他制定了整套中医肺康复理论与实践方案，建立了间质性肺疾病、支气管哮喘、慢阻肺等多个疾病的中医慢病管理体系，他还主编出版书籍《中医肺康复》，将中医肺康复的理念向全国推介，为疾病治疗拓展了新方向。

洞悉"寒湿"为疫之关键 携方案助力武汉雷神山

新型冠状病毒引发的疫情期间，王檀教授带领团队先后支援武汉、吉林、通化等地。他于 2020 年 1 月 22 日首次提出"寒湿"与"疫"的关系，同期公布了第一版《长春中医药大学附属医院新型冠状病毒感染的肺炎防治方案》（见于 2020 年 1 月 22 长春中医药大学附属医院医院公众号），总结出本病具有"寒、湿、瘀、虚、痹"的中医病机，之处肺脾气虚、寒湿偏盛为本病的发病基础，运用中医辨证将本病分为卫表期、伤肺期、恢复期，分期、分层论治。王檀教授于2020年2月15日带领团队援助武汉雷神山医院，整建制接管C8病区，2月18日首次将新型冠状病毒感染引起的肺炎命名为"寒湿疫"，作为中医诊断规范化记载于国家"武汉雷神山医院"病历系统并永久保存。随着治疗中对患者具体情况的深入了解，王檀教授发现患者伴随不同程度心脏损伤，是重症形成过程中的重要因素，故率先将"心肺同治"完善在治疗方案中，使大量重病患者转危为安。

紧扣"寒、湿、瘀、虚、痹"病机关键　创内外通达、恢复气化之法

在先后支援武汉、吉林、通化、长春疫情的不断实践中，王檀教授发现部分患者临床症状减轻、氧合改善，但影像学改变滞后，故提出"症状、影像学分离"，少部分患者尤其是重症会出现"痹"变，应以消除症状、截断病情、快速转阴为治疗原则，并更新《长春中医药大学新冠病毒感染的肺炎防治方案》，同时制定《吉林省新冠肺炎恢复期患者中医康复方案》，研发"除湿防疫散"用于预防感染，千万人受益。随病情变化，王檀教授不断更迭方案，针对2022年奥密克戎变异株感染的病机特点，制定了《长春中医药大学寒湿疫（奥密克戎感染）防治方案（第六版）修订版》，并最终形成《吉林省新冠病毒肺炎中医预防及治疗方案》，在全省范围内推广应用。王檀教授认为由"疫"而生（化）"毒"，在疾病早期以肌腠不利，郁热为主，或发热（体温升高），或有热象如口干、烦躁、咽痛、舌红、苔黄、脉数等，他创立的"解肌宣肺除疫方"（寒湿疫2

号方），在早期治疗中起到了关键作用，在对抗新型冠状病毒感染引起的肺炎双峰热以及炎症风暴中作用显著，早期应用患者肺炎发生率极大程度降低。"疫"之毒最易损伤阳气，本病犯肺期患者发热、咳嗽、咳痰难出、喘促、呼吸困难、血氧饱和度下降甚至出现呼吸衰竭，在应用"助阳消痹方"（寒湿疫5号方）时会明显改善，部分危重患者在服药2小时后呼吸困难改善、血氧饱和度上升，王檀教授认为清气不入、浊邪不出，恢复气化是首要任务，而助阳消痹方由经典方剂理中汤、薏苡附子败酱散加减化裁，在方中加大熟附子、人参用量，清除由疫而产生的毒邪，恢复气化，在高热不退时配合使用解肌宣肺除疫方，起到内外通达之功。针对新型冠状病毒感染后虚损人群的综合治疗，王檀教授在奥密克戎初袭吉林省期间即提出寒湿疫（新型冠状病毒感染）恢复期，疫疠之气所过，毒邪肆虐，导致脏腑功能损伤，脏器形体受伤，机体气伤、阴损、痹结的观点，故治疗多以益气温阳、养阴生津、通痹散结贯穿始终，并针对寒湿疫对肺、心、肝、脾胃及肾等的全身性损伤，制定发布第一版《长春中医药大学附属医院寒湿疫（新冠病毒感染）后虚损人群中医诊疗方案》。王檀教授制定的《吉林省新冠病毒肺炎中医预防及治疗方案》贯穿疫情防控预防、治疗、康复全链条，形成"预防-治疗-康复"的一体化疫情中医药救治防控模式，为抗击疫情做出了贡献。

博观而约取，厚积而薄发，王檀教授在他从医执教的30余年中，他尽己所能，临危不惧，以攻坚克难为己任，始终坚持以疗效说话，救死扶伤，以生命之名，攀登医学高峰。

文字：陈梦竹